ATRESIE MICROTIE & VOTRE ENFANT

COMMENT SURMONTER LA DÉFICIENCE AUDITIVE ET LA DÉFORMITÉ ESTÉTHIQUE CAUSÉES PAR L'ATRESIE CONGÉNITALE DE L'OREILLE ET LA MICROTIE

JOSEPH B. ROBERSON, JR., M.D.
HALEY M. ROBERSON, PA-C

Centre International de Réparation de L'atrésie et de la Microtie

HIGH BRIDGE BOOKS

HOUSTON

Contenu

Dédicace

Ce livre est dédié aux incroyables parents des enfants de CAAM qui m'ont confié la garde de leurs enfants et de ceux à venir. La confiance que vous avez placée en moi et en mon équipe est l'un des compliments le plus cher de ma vie. Ce livre est écrit dans l'esprit de communiquer courageusement et honnêtement les options de traitement tout en cherchant à obtenir les meilleurs résultats pour vos enfants.

Et avec des remerciements particuliers et une admiration particulière pour ma fille aînée, Caitlin Roberson, dont les habiletés en rédaction de mots sont extraordinaires, ont lancé sa carrière professionnelle et amélioré considérablement ce livre.

Lettre au lecteur

Cher lecteur,

Jeune garçon grandissant dans les montagnes de l'ouest de la Caroline du Nord, l'une de mes périodes préférées de l'année était la fin du printemps. Pendant ce temps, mon grand-père m'a laissé l'accompagner alors qu'il préparait ses champs pour la plantation. Il vivait dans une petite ferme et utilisait un cheval et une charrue. Il dépendait de ses cultures pour se nourrir et gagner sa vie.

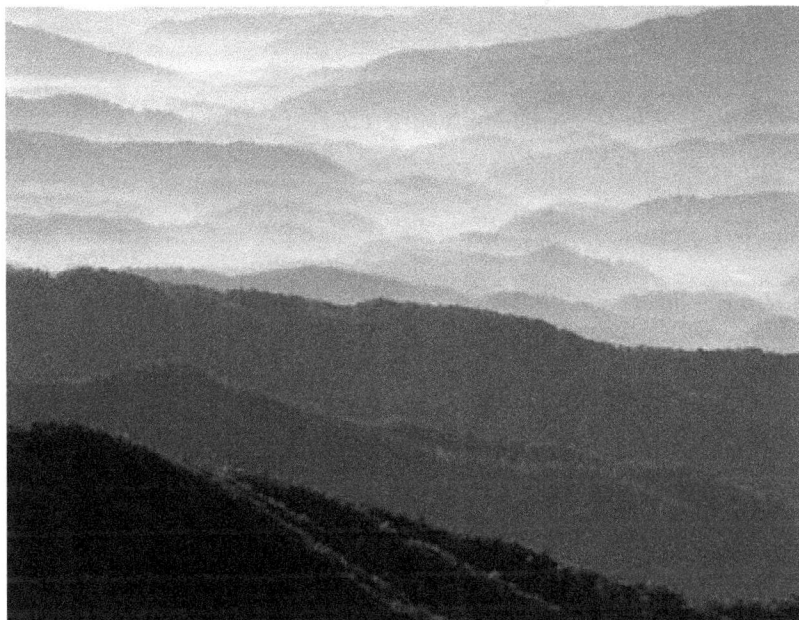

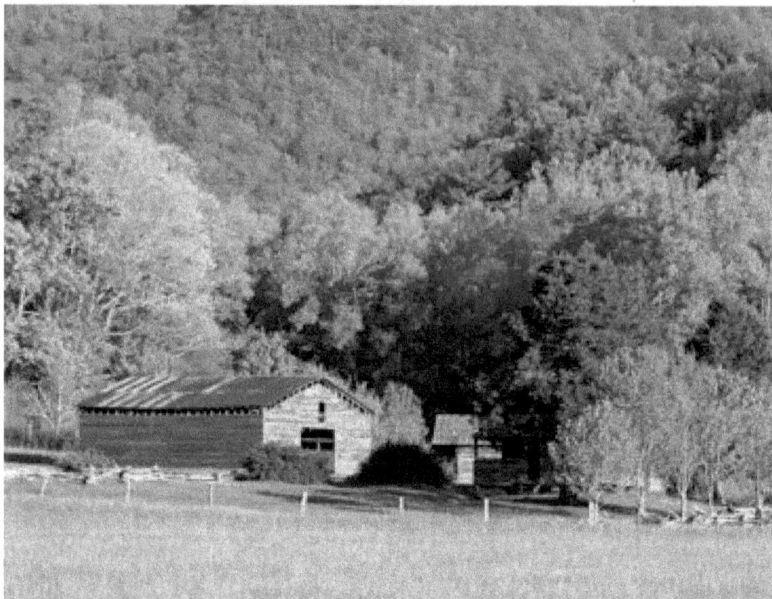

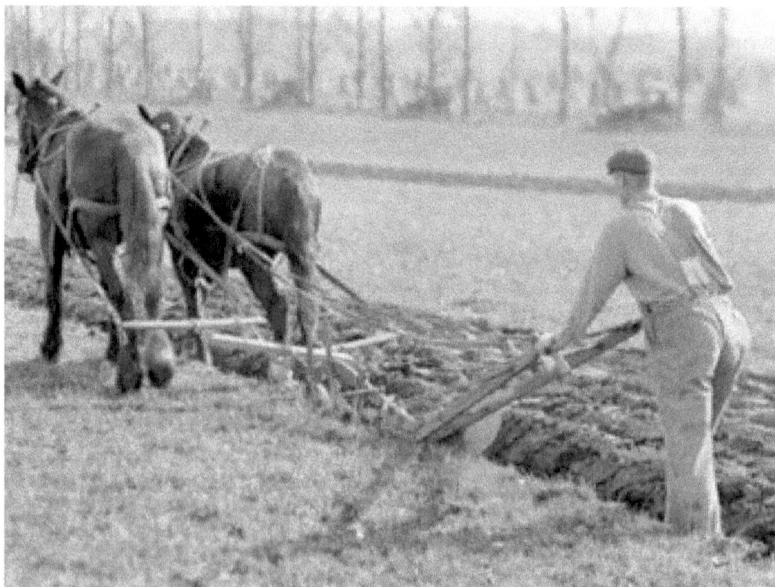

La plupart du temps, je me suis simplement assis sur le cheval en train de travailler alors qu'il marchait derrière moi dans la terre fraîche, tenant les poignées de la charrue.

Le soleil brillait, et je le regardais aller et venir à travers son long champ rectangulaire. Une clôture de barbelés faite de poteaux en bois fendus espacés d'environ 6 pieds bordait le terrain. Quand il était temps pour moi d'aider «à manier» la charrue, mon grand-père me descendait de mon perchoir, sur le cheval, pour placer ses mains fortes sur les miennes et marcher derrière moi, guidant la lame à travers la terre tiède et chaude. Notre objectif était de créer des rainures dans le sol, appelées sillons, pour des graines qui pourraient pousser dans ses cultures au cours de l'été.

Mon grand-père m'a appris que le meilleur moyen de creuser un sillon droit était de viser un poteau de clôture, en le gardant bien en vue tout au long du champ.

Si je ne suivais pas ses conseils, mon sillon se courbait dans tous les sens, créant ainsi le chaos sur le terrain (et un nouveau labour pour Grand-père!). Papi avait l'amour, la sagesse et la présence d'esprit pour m'apprendre que **la vie n'est pas différente, voir l'arrivée dès le départ nous permet de faire de notre mieux sans gaspiller l'effort ni dévier du cap.**

Si vous souhaitez que votre enfant entende, parle, écoute et prospère dans un monde où se trouve l'audition malgré sa déficience auditive, ou si vous collectez des informations sur CAAM et ses options de traitement, ce livre est pour vous.

CAAM, c'est quoi?

L'atrésie auriculaire congénitale et la microtie (CAAM) sont une anomalie de l'oreille physique avec laquelle les bébés naissent. Il affecte le conduit auditif et l'oreille externe et est visible pour les autres. Lorsque ces parties d'une ou des deux oreilles ne sont pas développées, les nourrissons ont une perte auditive. Si la condition n'est pas traitée, ils subiront des effets développementaux, sociaux et psychologiques toute leur vie.

L'atrésie désigne un conduit auditif anormal et la microtie, une oreille externe anormale. Lorsque ces deux conditions apparaissent ensemble, elles sont appelées atrésie auriculaire congénitale et la microtie.

En raison de la rareté de la CAAM, peu de médecins comprennent les meilleures options de traitement et les informations correctes peuvent être rares. **Les parents reçoivent parfois des conseils trompeurs de la part de personnes qui ne sont pas au courant des techniques de traitement de pointe pour cette maladie rare.**

En lisant ce texte, en assistant à l'une de nos conférences ou en les regardant, vous aurez accès à une base de connaissances à laquelle certains parents n'ont pas accès depuis des années. Au cours des deux dernières décennies, nous avons réalisé des progrès significatifs dans le traitement de CAAM.

Ce livre complet et succinct vous aidera à rassembler l'équipe qui surmontera les effets de la déficience auditive et de la difformité esthétique provoquée par CAAM dans la vie de votre enfant.

Les opinions exprimées dans ce livre résultent de mon évaluation personnelle et des recommandations de traitement pour plus de 5 000 enfants dans plus de 100 conférences internationales de parents d'enfants atteints de CAAM; parmi de nombreux enfants évalués au Centre international de réparation de l'atrésie et de la microtie à Palo Alto, en Californie; et à la suite de chirurgies, j'ai personnellement côtoyé plus de 3 000 enfants et adultes atteints de CAAM dans plus de 50 pays. Les recommandations présentées dans ce livre ont été fortement façonnées par mon expérience de père de trois enfants merveilleux.

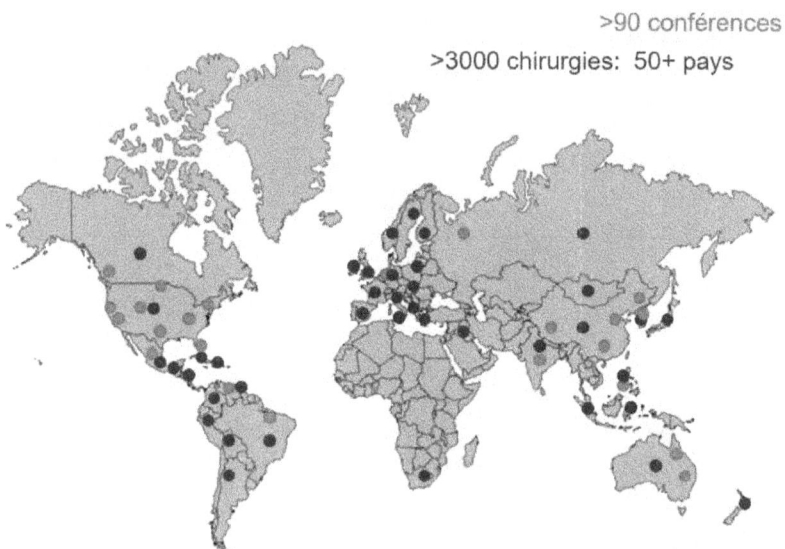

>90 conférences
>3000 chirurgies: 50+ pays

Je veux vous aider à prendre un bon départ lorsque vous commencez à voir ce que votre enfant peut être - à commencer à voir la clôture de son enfant - en bref, en voyant sa fin depuis le début.

Tous mes meilleurs vœux de succès!
Joe Roberson, Jr., MD

Ce livre pourrait faire une grande différence dans la vie de votre enfant.

Ce livre est pour vous si :

- Votre enfant est né avec une CAAM
- Vous avez besoin d'aide pour comprendre et évaluer les options de traitement
- Vous voulez que votre enfant entende, parle, écoute et s'épanouisse dans un monde auditif.

En raison de la rareté de CAAM, de nombreux médecins ne sont pas au courant des dernières solutions disponibles et les conseils avisés peuvent être rares. Cependant, au cours des deux dernières décennies, d'énormes progrès ont été réalisés et il y a de l'espoir dans presque toutes les situations.

Dans ce livre, vous acquerrez des connaissances que certains parents ont besoin d'années pour acquérir. Son contenu comprend :

- Différentes options sont disponibles pour aider votre enfant à avoir des oreilles qui entendent et paraissent aussi proches de la normale que possible.
- Comment évaluer ces options
- Conseils pour réunir l'équipe qui surmontera les effets de la déficience auditive et de la malformation esthétique de la CAAM

Veuillez noter que ce livre ne donne qu'une orientation

générale. Les plans de traitement individuels doivent être élaborés par des chirurgiens spécialistes

Introduction

Chapitre en un coup d'œil

Ce chapitre comprend:

UNE HISTOIRE: Mon expérience en tant que parent prenant soin de mon propre enfant atteint d'une maladie grave et comment cette expérience m'a façonné en tant que médecin

DÉFINITION: Ce que la CAAM est réellement

INTERRUPTION CHIRURGICALE: Lorsque j'ai découvert la CAAM et développé la première intervention chirurgicale tout-en-un au monde,

INSTRUCTION: Comment utiliser ce livre ainsi que ses points les plus importants ?

UN EXEMPLE: Une lettre d'une femme qui a vécu toute sa vie avec une CAAM

Pourquoi je me sens être médecin en tant que père

Quand je vois des enfants malentendants et que je regarde dans les yeux de leurs parents, je sais exactement ce qu'ils ressentent. Certains sont en colère et ont peur, tandis que d'autres se sentent impuissants. D'autres sont presque féroces dans leur insistance sur l'espoir. Peu importe la région du monde où nous vivons, ces émotions universelles font naturellement parties du processus de chaque parent lorsqu'il s'agit de s'occuper d'enfants ayant des besoins critiques.

Je sais parce que j'ai été à la place de ces parents.

Un nouveau marié, nouveau père et chirurgien en herbe

Je suis tombé amoureux de ma femme Julia lorsque nous étions tous les deux jeunes. Nous nous sommes mariés la semaine qui a suivi la fin de mes études universitaires, juste avant que je commence mes études de médecine. Avec une partenaire que j'adorais et une carrière profondément significative, je ne pensais pas que ma vie pourrait devenir encore plus occupée.

Je savais que j'avais tort quand Julia m'a dit qu'elle était enceinte. Nous sommes devenus une famille le 7 juin 1985, lorsque Caitlin Crist Roberson est venue au monde. J'imagine que tous les parents se souviennent du moment où ils tiennent leur nouveau-né pour la première fois. Le temps était merveilleux et semblait voler.

Le jour où les choses ont changé

Vingt-huit mois plus tard, j'étais chirurgien en formation à ma neuvième année de formation après le collège. J'adorais interagir avec les patients. Au cours de cette phase de formation, je suis passée par différents domaines de la chirurgie pour compléter ma formation avant de me spécialiser dans les conditions de l'oreille. À ce moment-là, je dirigeais la salle des urgences et trouvais extrêmement fascinant le nombre de cas que notre équipe de professionnels de la santé semblait pouvoir traiter. Oui, les astreintes de 24 heures étaient épuisantes, mais j'avais du temps libre avec Julia et Caitlin au moins une fois par semaine. J'adorais ces jours. Nous allions faire des randonnées et des promenades en poussette. Parfois, nous prenions ma moto pour aller chercher de la glace. Nous habitions au troisième étage d'un logement pour étudiants, mariés et on attendait notre deuxième enfant. La vie était excitante, exigeante et bonne.

Un week-end, je me suis senti malade à mon arrivée à la maison après l'une de mes gardes de 24 heures aux urgences, probablement à cause de quelque chose que j'avais attrapé à l'hôpital. Après avoir vomi, j'ai ouvert la porte-fenêtre dans notre petite salle de bain du troisième étage, ouverte du plancher au plafond, pour aérer la pièce. Je savais que ce n'était pas sans danger pour Caitlin, mais Julia souffrait d'un grave problème de grossesse et je ne voulais pas que l'odeur la rende plus malade.

La décision a été prise à l'encontre d'un accord que Julia et moi avions conclu plusieurs mois auparavant, lorsqu'un ami de Caitlin est décédé des suites d'une complication due à sa chute d'une fenêtre d'un étage. J'ai décidé de parler à Julia de la fenêtre ouverte plus tard puisqu'elle faisait la sieste dans notre chambre. Épuisé par le travail et le virus, je me suis endormi dans la pièce voisine avec Caitlin sur la poitrine.

"Elle est tombée de la fenêtre"

Quelques heures plus tard, je me suis réveillée au son du chant de Julia, criant le nom de Caitlin. Pendant que je dormais, notre fille avait couru dans le couloir pour voir ma femme pendant que Julia était dans la salle de bain. (Julia n'avait pas encore mis ses lunettes et n'avait pas remarqué la fenêtre ouverte.) Quand les chaussettes de Caitlin rencontrèrent le linoléum, elle glissa et son corps heurta la moustiquaire exposée.

En courant vers la salle de bain, je savais déjà ce que je verrais… ou plutôt ne verrait pas.

«Elle est tombée de la fenêtre», répéta Julia encore et encore.

Caitlin était là, trois étages plus bas, allongée inconsciente sur un sol dur et argileux.

Je ne peux pas décrire l'angoisse que j'ai ressenti à ce moment-là ni la rapidité avec laquelle ces premiers instants sont passés. Avant de m'en rendre compte, j'étais dans l'escalier, autour du bâtiment, et je pleurais en tenant Caitlin dans mes bras.

«Que fais-tu?» a crié Julia, venant au coin juste derrière moi. "Pourquoi ne fais-tu pas quelque chose?"

C'est alors que j'ai réalisé que Caitlin venait littéralement de tomber.

Du père au docteur de ma fille

En regardant le corps sans vie de Caitlin, pendant un moment, j'étais figé. Caitlin était-elle encore en vie? Si elle l'était, l'avais-je paralysée si elle avait eu un traumatisme à la colonne vertébrale quand je l'avais relevée?

«Tu as eu la formation pour savoir quoi faire», a dit Julia - sa sagesse intuitive aussi pratique qu'elle l'a toujours été. Il suffit de le faire.

Le médecin en moi a pris le relais.

«Appelle une ambulance», dis-je en vérifiant son pouls. C'était présent mais bas. Et Caitlin ne respirait plus.

Opérant sur automatisme, je lui ai fait du bouche à bouche.

Pas de réponse. Essaie à nouveau.

Pas de réponse. Essaie à nouveau.

Pas de réponse. Essaie encore, le cœur s'enfonce.

Après des moments d'agonie, sa respiration et son rythme cardiaque ont commencé à revenir, mais Caitlin ne pouvait pas respirer sans bouche à bouche pendant un bon bout de temps. Il nous a semblé que l'attente de l'ambulance prenait des heures et Caitlin est restée inconsciente. Je continuais à lui faire du bouche à bouche.

Les heures et les heures que j'avais passées loin de ma famille à l'hôpital permettraient-elles de sauver Caitlin?

Un patient dans mon propre hôpital

Lorsque nous sommes arrivés à l'hôpital, nous nous sommes précipités dans la salle des urgences. Quel renversement de situation! La dernière fois que j'étais là,, j'étais médecin. Tout était en ordre; et je me sentais en contrôle.

Les mêmes IV, lumières et lits étaient toujours là, mais tout le reste avait changé.

J'étais sûr d'une chose -ma famille avait désespérément besoin de l'aide de mes collègues.

Après une évaluation dans la salle de traumatologie des urgences, Caitlin a été emmenée à l'unité de soins intensifs au deuxième étage. Julia étant tellement déshydratée par sa maladie, qu'elle a été admise trois étages plus haut. Je lui ai promis, au cinquième étage, que je ferais tout ce qui était en mon pouvoir pour que notre fille reçoive les meilleurs soins possible.

Pendant les heures et les jours qui suivirent, je me promenais entre le deuxième et le cinquième étage, parfois avec Julia, parfois sans elle. Mon souvenir principal est la sensation constante que je traversais le feu pour aider ma fille et ma femme. J'étais reconnaissant envers mes collègues, des professionnels qualifiés en qui je faisais confiance.

C'était une expérience du processus hospitalier de l'autre côté... et une leçon de ce que je savais intellectuellement depuis des années: avoir un être cher, en particulier un enfant, qui souffre, produit les émotions les plus insupportables qu'un humain puisse avoir.

En pratiquant l'expérience en tant que médecin

Je partage ceci, cher lecteur, pour que vous sachiez que je vous parle en tant que chirurgien-scientifique *et* papa.

Étonnamment, miraculeusement, Caitlin a non seulement survécu, mais a depuis prospéré - sans blessure durable. Bien qu'elle soit une femme heureuse et accomplie aujourd'hui, je n'oublierai jamais ce que c'était d'être son parent alors que nous évaluions les options de traitement, prenions des décisions cruciales et suivions son processus de guérison. Mon souvenir le plus profond est peut-être celui de l'importance de la communication avec les proches, ainsi que des explications simples fournies par les équipes médicales en période de stress intense.

Je sais ce que c'est que de naviguer dans des situations traumatisantes et de prendre des décisions qui changeront la vie de son propre enfant. Je sais ce que c'est que de rechercher des informations et des conseils. Quelles sont les stratégies de traitements disponibles? Quelle est la probabilité de succès? Quels sont les différents risques des différents choix? Même pour moi - quelqu'un qui «parle de médecine» - les choix étaient presque écrasants. En traitant maintenant mes patients, je me rends compte à quel point une communication précise, respectueuse et véridique est essentielle pour les parents d'enfants en situation médicale.

Je sais également à quel point le partenariat avec des experts médicaux dignes de confiance, motivés à faire tout ce qui est en leur pouvoir pour traiter votre enfant, est inestimable.

En comprenant les besoins des enfants atteints de CAAM

Comme d'autres médecins, j'ai appris à connaître la CAAM lors de ma résidence à la fin des années 1980. Dans les années 1990, j'ai remarqué que de nombreux patients CAAM avaient de graves problèmes d'audition normale, même après avoir reçu un traitement. Au début, je n'y pensais pas beaucoup. Après tout, la correction de CAAM est l'une des chirurgies les plus difficiles à effectuer. C'est tellement difficile, en fait, que de nombreux chirurgiens de l'oreille ne recommandent pas la procédure aux patients.

En travaillant avec des enfants ayant besoin d'implants cochléaires, j'avais appris qu'une intervention précoce améliorait considérablement les résultats en matière d'audition et de langage, en particulier au cours des premiers mois et des premières années de la vie. Comme les patients CAAM recevaient alors un traitement généralement entre 10 et 12 ans, je me demandais si le moment du traitement était un facteur contribuant aux résultats médiocres que j'avais observés.

À l'époque, le traitement pour la CAAM nécessitait une série de cinq chirurgies distinctes ou plus. Les quatre premières interventions chirurgicales corrigeaient l'apparence de l'oreille externe et provoqué un important défaut dans lequel le cartilage était prélevé au niveau de la poitrine pour former l'oreille. La dernière intervention chirurgicale restaurait le canal auditif manquant. Cette séquence n'avait jamais été modifiée.

Au cours des premières années de ma carrière, j'ai eu la chance de traiter un type de tumeur au cerveau impliquant le nerf auditif. Au milieu de mes années professionnelles, j'ai eu la chance d'être impliquée dans les débuts d'un dispositif implantable pouvant apporter une audition aux personnes sourdes, appelé implant cochléaire. Ayant besoin d'un nouveau défi en 2003, j'ai lancé le Centre international de réparation pour atrésie et microtie chez Global Hearing, mon organisation, afin de mettre au point de meilleures méthodes de traitement de la CAAM. Comme vous le verrez, différents spécialistes interviennent dans l'évaluation et le traitement de la maladie. En réunissant ces experts sous un même toit, j'espérais que nous collaborerions pour développer de nouvelles solutions innovantes.

En 2004, j'ai invité le Dr John Reinisch à prendre la parole à la conférence sur la déficience auditive que mon équipe organisait depuis 27 ans. Nous organisons maintenant chaque année plusieurs conférences comme celle-ci dans le monde entier (voir atresiarepair.com pour une liste à jour). Il a parlé d'une nouvelle technique qu'il avait développé pour corriger chirurgicalement l'oreille externe. En l'écoutant, j'ai réalisé une chose importante: le conduit auditif pourrait être corrigé chirurgicalement *avant* l'oreille externe a été reconstruite à l'aide de la nouvelle technique du Dr. Reinisch. (Bientôt par la suite, je me suis rendu compte que ces deux chirurgies distinctes pourraient être menées ensemble *le même jour,* mais nous en reparlerons plus tard). Dr Reinisch a confirmé que sa partie de la procédure pouvait être réalisée avec succès, que la chirurgie du canal de l'oreille soit terminée avant ou après son travail sur l'oreille externe. J'ai commencé à reconstruire les conduits auditifs des patients CAAM *avant* la chirurgie de l'oreille externe - pour la première fois au monde au début de ma carrière.

Dans un article publié en 2009, lorsque j'ai évoqué le succès des procédures du canal auriculaire, cette nouvelle approche a suscité une opposition.[1] Il a perturbé les méthodes existantes et menacé de réduire le nombre de procédures multiples à une seule opération. Aujourd'hui, une décennie plus tard, la stratégie a constamment démontré de meilleurs résultats dans le traitement de CAAM.

Je suis heureux d'annoncer que nous avons constaté une nette amélioration de l'audition et du développement du langage chez les patients qui subissent une réparation d'atrésie à l'âge de trois à cinq ans.

Donner à quelqu'un le don de l'ouïe - que ce soit dans une oreille ou les deux - est un travail énorme. Cela s'avère être une expérience enrichissante et je crois comprendre que les parents accordent une grande confiance aux médecins qu'ils choisissent de soigner leurs enfants. L'élaboration d'un plan de traitement pour CAAM de votre enfant peut sembler fastidieuse. Cette condition est presque toujours inattendue et découverte à la naissance. Les parents sont confrontés à une nouvelle maladie dont ils, et parfois leurs médecins, n'ont jamais vu ni ne savent pas beaucoup, et il peut être difficile de trouver des informations précises. J'ai l'intention de remédier à cette lacune dans ce livre.

Dans les pages suivantes, je vous aiderai à comprendre clairement les choix et les résultats que vous avez devant vous, et expliquerai en termes francs et honnêtes ce que je ferais pour mon propre enfant et pourquoi.

J'espère que vous rencontrerez notre incroyable équipe. Je dois beaucoup au personnel, aux prestataires de soins, aux médecins et aux chirurgiens de Global Hearing qui font progresser l'art et la science du traitement de cette maladie.

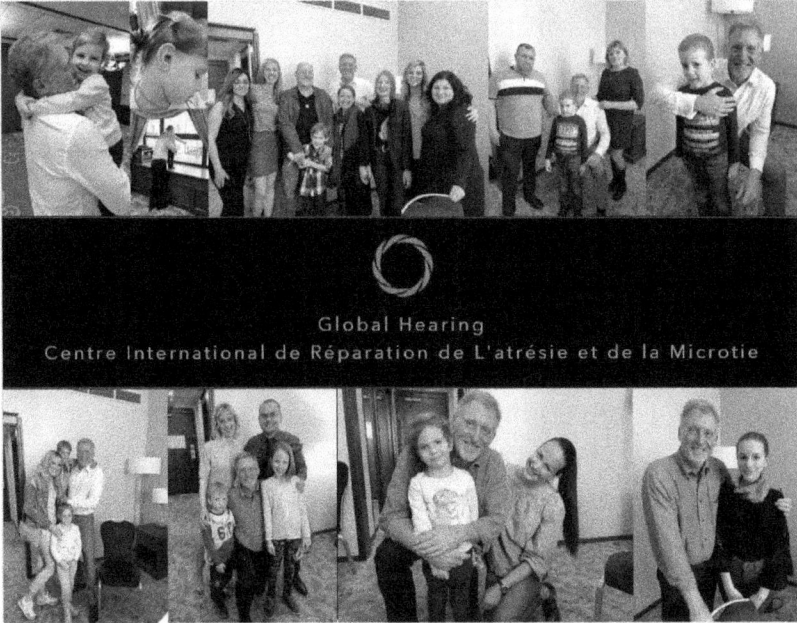

Global Hearing
Centre International de Réparation de L'atrésie et de la Microtie

Qu'est-ce que la CAAM?

L'atrésie et la microtie auditives congénitales (CAAM) ne se développent pas avec le temps. C'est une anomalie de l'oreille qui est présente depuis la naissance.

Définitions: Atrésie, Microtie et CAAM

Séparément, l'atrésie désigne un conduit auditif anormal et Microtie, une oreille externe anormale. Lorsque ces conditions apparaissent ensemble, elles sont appelées atrésie auriculaire congénitale et microtie (CAAM).

Pour comprendre la CAAM, vous devez savoir comment fonctionne l'audition dans une oreille normale.

L'oreille externe concentre l'énergie sonore dans le conduit auditif ouvert. Les vibrations minuscules du son provoquent une vibration dans le tympan, une membrane de tissu vivante, délicate, mince et vivante au bout du canal auditif qui sépare l'oreille moyenne du monde extérieur avec de l'air des deux côtés. Les vibrations du tympan sont transmises à trois os de l'oreille moyenne, qui agissent comme un levier pour amplifier l'énergie sonore et la transférer à l'oreille interne remplie de liquide. Le fluide de l'oreille interne reçoit l'onde de pression qui pénètre dans la cochlée en forme d'escargot. Dans la cochlée, les terminaisons nerveuses sont stimulées par l'onde de pression amenée par les os de l'oreille moyenne et des impulsions électriques sont envoyées au cerveau. Ces impulsions sont perçues et traitées par le cerveau comme des sons.

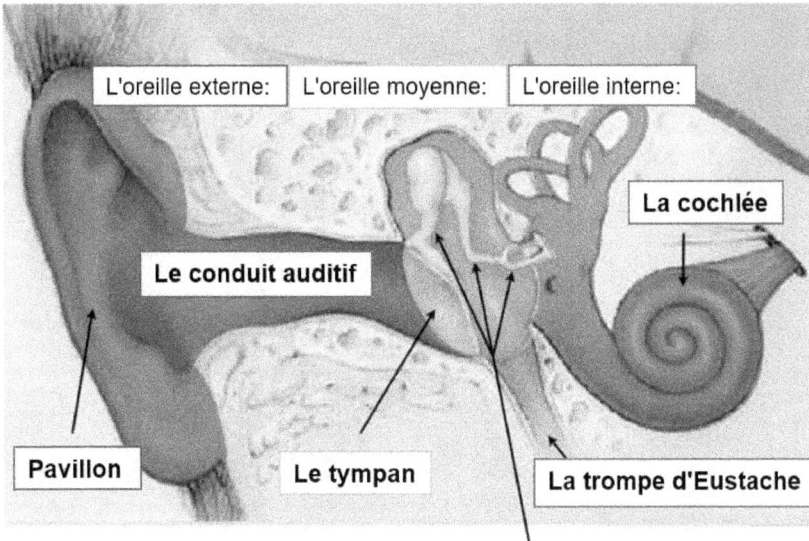

L'oreille externe: | L'oreille moyenne: | L'oreille interne:

La cochlée

Le conduit auditif

Pavillon

Le tympan

La trompe d'Eustache

Les trois osselets de l'oreille

*L'anatomie d'un système auditif normal: l'oreille externe
(pavillon), le conduit auditif, le tympan, l'oreille moyenne
(contenant les trois osselets de l'oreille moyenne) et l'oreille interne
(constituée de la cochlée en forme d'escargot et du nerf auditif, qui
transmet le son au cerveau).*

Avec une **atrésie**, les bébés ne peuvent pas entendre
les sons normaux parce qu'ils n'ont pas de conduit auditif
ni de tympan normal. L'os occupe l'espace où se trouve
habituellement le canal auditif et le tympan.

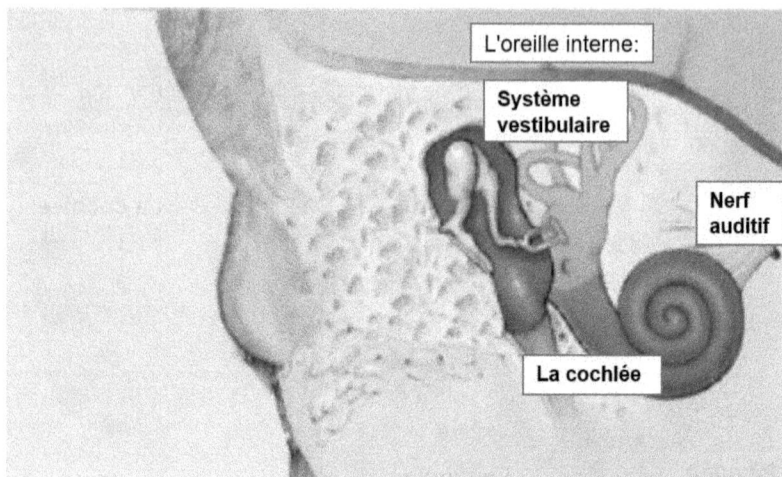

Cette image montre l'oreille d'un enfant atteint d'atrésie (canal auditif et tympan manquant) et de microtie (oreille externe manquante).

Dans presque tous les cas d'atrésie, les enfants ont des osselets au niveau de l'oreille moyenne, dont vous savez maintenant qu'ils jouent un rôle dans le traitement du son. Cependant, les osselets de l'oreille moyenne sont généralement partiellement malformés et soudés à l'os anormal environnant, ce qui les empêche de vibrer. Etant donné également l'absence de tympan, les structures auditives normales sont inutiles sans intervention. Heureusement, l'oreille interne et le nerf auditif sont presque toujours normaux. En termes simples, il est souvent possible de restaurer l'audition en ouvrant chirurgicalement le canal auditif, en mobilisant les os de l'oreille moyenne et en fabriquant un tympan et / ou en utilisant d'autres options de traitement résumées dans ce livre, qui peuvent contourner le manque de conduit auditif. / système osseux de l'oreille moyenne.

Les enfants nés avec des oreilles externes anormales, ou sans oreilles du tout, ont une maladie appelée **microtie**. Parce que l'oreille externe est généralement responsable de la capture des ondes sonores, cette condition contribue également à la perte d'audition. Son apparence peut avoir des effets sociaux et psychologiques importants tout au long de la vie des enfants. (Remarque: l'atrésie et la microtie auriculaires sont généralement associées. L'atrésie peut survenir comme un problème isolé avec une oreille externe normale. La microtie, cependant, est toujours accompagnée d'anomalies du conduit auditif et ne survient jamais seule.)

Beaucoup de médecins ne réalisent pas que l'atrésie et la microtie sont liées mais distinctes.

Les options de traitement par microtie (reconstruction de l'oreille) sont simples. Il est important de coordonner la réparation de l'atrésie, qui est plus compliquée et nécessite un matériel et des techniques chirurgicales beaucoup plus spécialisés que la réparation de microtie, lors de l'examen des choix de traitement. Pour la première fois de l'histoire, nos médecins ont pu combiner un traitement chirurgical le même jour pour les deux affections.

Points importants de ce livre

Si vous lisez ce livre, il y a de bonnes chances que votre enfant ait une CAAM. Si tel est le cas, il y a de fortes chances que vous soyez stressés, que vous pensiez souvent à cela et que vous ne savez peut-être pas quoi faire. Vous êtes probablement préoccupés par ce qu'il faut faire tout en étant déterminés à faire tout ce qu'il faut pour soigner votre enfant. Par conséquent, cette section résume les points les plus importants de ce livre.

Sur les soins émotionnels et le soutien familial

- **Parlez avec votre famille.** Comment vont vos émotions et votre coeur? Faire face aux problèmes de santé d'un enfant peut être difficile, surtout au début. Presque tous les parents sont choqués d'apprendre que leur bébé est atteint de CAAM et le temps et les efforts nécessaires pour en apprendre davantage sur la maladie peuvent être stressants. Il est normal de ressentir divers degrés de colère, de culpabilité, d'impuissance, de déni, de peur, de chagrin et de douleur.

- **Vérifiez avec votre partenaire.** Les parents traversent leurs voyages émotionnels uniques à des rythmes différents. N'oubliez pas de vérifier avec votre partenaire et les membres de votre famille pour voir où ils se trouvent dans leur voyage.

- **Ne laissez pas les émotions prendre le dessus sur vous.** Bien que les émotions soient importantes à traiter, elles peuvent également entraver la prise de décision en temps voulu. Il est courant qu'un parent ait besoin de plus longtemps que l'autre pour traiter sa réaction à la condition de son enfant. Dans le cas de CAAM, où l'attente du traitement de la maladie peut avoir une incidence sur la vie entière de l'enfant, il est important d'équilibrer l'empathie et le soutien par l'action.

- **Ce n'est pourtant pas votre faute!** CAAM n'est généralement causée par aucun des parents. Nous discuterons des causes possibles de la maladie plus tard, mais sachez que ce n'est pas de votre faute.

Sur l'évaluation des options de traitement

- **Voir l'arrivée depuis le début.** Vous êtes sur le point de faire face à de nombreuses décisions importantes. Savoir ce que vous voulez pour votre enfant à long terme vous aidera à être confiant lorsque vous peserez différentes options.

- **Il est essentiel que nous les informions.** Les parents qui souhaitent que leurs enfants atteints de CAAM entendent, parlent et se développent au plus haut niveau possible doivent se familiariser avec la CAAM afin de pouvoir prendre rapidement des décisions en matière de traitement, de thérapie et d'éducation.

- **L'audition est plus importante que jamais.**
  Il est facile de se concentrer sur l'apparence
  de l'oreille. Cependant, à mesure que votre
  enfant grandit, le déficit fonctionnel d'une
  déficience auditive non traitée est un
  problème plus important dans le grand
  dessein de la vie. J'ai de nombreux patients
  adultes CAAM qui traitaient la difformité
  esthétique de la microtie mais ne traitaient
  pas leur perte auditive, et maintenant, ils
  souhaiteraient l'avoir. Beaucoup n'avaient
  pas les options que nous avons aujourd'hui,
  d'autres ont agi avec une information
  médiocre, mais certains ont simplement
  ignoré le problème.

- **La CAAM unilatérale aura de graves
  conséquences sur l'ouïe plus tard dans la
  vie.** Nous avons besoin de deux oreilles
  pour se développer et fonctionner
  normalement (voir plus loin dans le livre).
  Étant donné que les enfants peuvent
  entendre assez bien dans le silence avec une
  CAAM simple pendant la petite enfance,
  certains médecins disent aux parents de ne
  pas s'inquiéter de l'audition. Ce conseil est
  faux.

- **La CAAM bilatérale est une urgence
  auditive.** Les enfants avec une CAAM dans
  les deux oreilles (environ 10% des patients

dans le monde) DOIVENT avoir un traitement auditif commencé dans les premiers mois suivant la naissance pour permettre un développement normal.

Ne négligez pas le traitement pour une CAAM unilatérale ! L'avis selon lequel «l'audition d'une oreille est suffisante» est faux.

Sur la prise des décisions

- **La fenêtre pour réparer la perte auditive est limitée.** Vous devez intervenir et traiter une perte auditive au cours des premières années de votre vie, sinon vous perdez définitivement la fenêtre thérapeutique.

- **Agissez vite.** La rapidité est la clé du succès du traitement de la CAAM - plus vous chercherez un traitement tôt, mieux ce sera.

Une perte auditive aura un impact sur votre enfant toute sa vie si elle n'est pas traitée. C'est le message le plus important à tirer de ce livre.

Relations non familiales et soutien communautaire

- **Connectez-vous avec la communauté CAAM** . En plus de parler de vos émotions à votre partenaire, votre famille ou vos amis, il est bon de communiquer avec d'autres parents. De nombreux patients et familles de Global Hearing sont reconnaissants des conseils qu'ils ont reçus de la part de ceux qui ont suivi la route devant eux et qui ont partagé leurs expériences et leurs conseils. (Vous pouvez trouver de nombreuses communautés de soutien sur Internet, dont beaucoup se rencontrent parfois en personne. Veuillez noter que ce livre n'épouse pas nécessairement les conseils donnés dans ces groupes.) Si vous avez le courage de tendre la main, vous serez étonné de voir à quel point cela peut vous aider. Le cycle peut aussi se répéter si vous avez la possibilité d'aider les autres.

Les points les plus importants de tous

- **La perte auditive est une invalidité. L'audition normale et la fonction cérébrale nécessitent deux oreilles** . Une audition précoce - et dans le cas d'une perte auditive, un traitement auditif - produit les meilleurs résultats. Lorsque le traitement est retardé au-delà des premières années de la vie, l'impact est permanent et ne peut pas être annulé par un traitement tardif.

- **Plus tôt votre enfant recevra un traitement, mieux ce sera.** Des études récentes ont mis

en évidence un autre phénomène alarmant:
les déficits auditifs à long terme peuvent
persister même après le traitement d'une
perte auditive asymétrique si la correction
n'a pas été complétée tôt dans la vie dans les
«délais critiques».[2]

- **Votre enfant a besoin d'un plan de soins personnalisé.** Bien que ce livre fournisse un cadre d'évaluation et d'éducation concernant les options de traitement, la perte auditive de votre enfant nécessitera des soins hautement personnalisés pour être efficace. Étant donné que l'anatomie de chaque enfant avec une CAAM varie, les options de réparation et de réussite varient. Seul un spécialiste qualifié peut vous aider à créer votre propre plan de traitement.

- **Ayez confiance en l'avenir de votre enfant.** Aussi difficile que cela puisse paraître, il y a des choses pires dans la vie que la CAAM. Le traitement peut prendre beaucoup de temps, être difficile et coûteux, mais peut finalement conduire à un développement normal sans limitation pour votre enfant.

- **Communiquez votre confiance à votre enfant.** Bien qu'il soit important de reconnaître et de parler de vos sentiments, ne donnez pas à votre enfant le sentiment que la CAAM les limite. Lorsque les familles acceptent honnêtement et courageusement leur situation et exécutent un plan de traitement en temps opportun, leurs enfants peuvent vivre une vie riche et sans entrave.

Comment Utiliser Ce Livre

Ce livre est destiné à être un manuel pour les parents d'enfants atteints de CAAM. Il regroupe les informations recueillies par mon équipe lors de l'évaluation de plus de 5 000 enfants répartis sur 100 sites internationaux et de plus de 3 000 chirurgies de CAAM réalisées au cours de plus de 20 ans. Vous pouvez lire ce livre de bout en bout dans l'ordre où nous l'avons écrit. Nous avons aussi délibérément conçu le contenu afin que vous puissiez passer d'une section à une autre, car vous avez besoin d'informations différentes tout au long du parcours de votre enfant.

Les deux premiers chapitres expliquent comment se développent l'audition et le langage normal, et ce qui ne va pas dans le cas d'un enfant atteint de CAAM. Les chapitres suivants explorent les tests et l'évaluation, les options de traitement et les résultats. Ces chapitres suivent une séquence que j'ai affiné et que j'ai trouvé extrêmement efficace au cours de nombreuses années de présentations et de communications avec les parents. Si vous êtes davantage un apprenant visuel, envoyez-nous un email à atresiarepair@calear.com et nous vous donnerons accès à une vidéo de la dernière conférence de CAAM.

Finalement, votre enfant aura besoin d'un plan de traitement personnalisé qui nécessite la consultation d'un professionnel de la santé. En lisant et en comprenant les informations contenues dans ce livre, vous serez prêt à comprendre vos choix et à déterminer le plan d'action optimal pour votre enfant en consultation avec un spécialiste.

Chapitre en revue

- La CAAM est une anomalie congénitale à la naissance qui affecte l'oreille externe et le conduit auditif.

- Bien que la perte auditive soit un handicap, il y a de l'espoir.

- Une audition normale nécessite deux oreilles.

"Ma vie aurait pu être si différente"

Global Hearing a reçu cette lettre d'une femme atteinte d'une CAAM unilatérale, que nous n'avons pas traitée. Elle décrit avec précision certains des problèmes auxquels elle est confrontée avec le handicap associé à la perte auditive unilatérale. Je vous demanderai également d'y revenir plus tard, lorsque vous en saurez plus sur la CAAM. Vous comprendrez alors pourquoi elle a eu tant de difficultés dans certaines situations d'audience.

Cher Dr. Joe Roberson,

Je viens de regarder votre vidéo sur la microtie et l'atrésie et je suis en larmes. Je me suis toujours sentie si seule et presque folle. Après avoir regardé votre vidéo, je réalise que je ne le suis pas.

Ma vie aurait pu être si différente.

Très jeune, ma mère a suspecté que quelque chose n'allait pas et m'a emmenée chez de nombreux spécialistes. Ils ont tous dit qu'elle ne devrait pas s'inquiéter - mon audition allait bien; mon oreille gauche était juste plus petite que la droite.

À l'école, j'étais constamment en difficulté. Lorsque nous lisions des livres à haute voix en classe, chaque élève continuait là où le lecteur précédent s'était arrêté. Je n'ai jamais pu faire ça.

On m'a dit que j'étais vilaine. Les enseignants ont demandé pourquoi je n'écoutais pas.

Les enfants me taquinaient et disaient que j'étais idiote. Je ne pouvais pas suivre les conversations et je leur demandais constamment de quoi ils parlaient. Je ne savais pas que je ne pouvais pas entendre.

J'ai commencé à croire que je n'étais tout simplement pas assez bonne.

Je détestais tellement l'école que je sautais les cours presque tous les deux jours. Au cours de ma dernière année, j'ai commencé à refuser d'y aller. J'ai étudié à la maison et je ne suis allée à l'école que pour des examens. J'ai fini l'école, pas bien, mais j'ai réussi.

À un moment de ma vie d'adulte, j'ai réalisé que mon audition n'était pas normale. Je l'ai fait tester et j'ai découvert que j'étais sourde du côté gauche. Je suis passée par quelques opérations pour agrandir le canal auditif. Mon troisième enfant est né avec une microtie et une atrésie du côté gauche [Remarque: Ceci est très inhabituel car seul un très petit pourcentage de CAAM affecte des générations successives]. J'étais découragée. Je me sentais responsable qu'il soit comme ça.

Ce n'est que maintenant, à l'âge de 40 ans, que je réalise vraiment l'impact profond de ma déficience auditive sur toute ma vie. Je regarde en arrière et ça me brise le coeur.

J'aurais pu devenir tellement plus.

Je suis toujours inquiète de faire partie d'un groupe de personnes et je me sens incompétente dans les conversations. Même si je suis maintenant capable d'entendre, il me manque des capacités cognitives. Cela a tué toute chances d'avoir confiance en moi.

Je vous écris pour vous remercier d'avoir sensibilisé les gens à l'importance de l'écoute, en particulier dès le plus jeune âge. J'ai tellement de cicatrices émotionnelles dans tout ce que j'ai enduré. AUCUN ENFANT ne devrait jamais avoir à subir cela.

- Une mère avec CAAM

Chapitre 1

Développement de l'audition et du langage

Chapitre en un coup d'œil

Dans ce chapitre, nous examinerons les :

NOTIONS FONDAMENTALES SUR L'AUDITION :
Qu'est-ce que le son et comment fonctionne l'audition

PRINCIPES FONDAMENTAUX DE LA LANGUE:
Comment les enfants développent-ils la capacité de comprendre et d'utiliser la parole

PERTE AUDITIVE: Comment la perte auditive affecte la vie entière des enfants

---

Comment une audition et un son normal fonctionnent

Bien qu'ils soient minuscules, les systèmes auditifs pour enfants sont puissants. Grâce à la précision des instruments parfaitement réglés, leurs oreilles captent et traitent les ondes sonores pour les transmettre à leur cerveau sous forme de signaux électriques.

Cette section décrit ce processus.

D'abord, qu'est-ce que le son?

Le son est une vibration complexe transmise dans l'air. Imaginez une pierre jetée dans un étang. Lorsque la pierre frappe l'eau, une vague se propage dans toutes les directions. Le son fonctionne de la même manière.

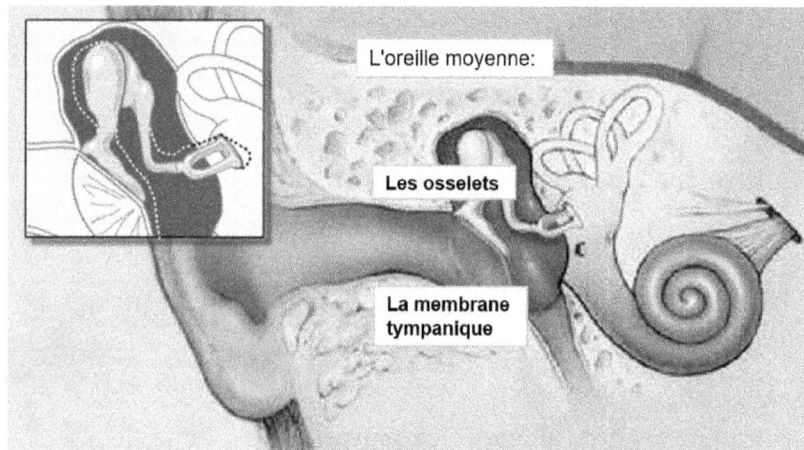

Le son pénètre dans l'oreille externe et se déplace dans le conduit auditif. Il traverse ensuite le tympan en faisant vibrer les osselets dans l'oreille moyenne.

Comment fonctionne le son?

Quand quelque chose fait du son, les vibrations s'éloignent de la source dans toutes les directions. Si les personnes sont à portée de voix, leurs oreilles externes capturent et envoient des ondes sonores dans leurs canaux auditifs jusqu'à leurs tympans.

Les composants du système auditif

L'oreille et le conduit auditif

L'oreille externe capte les ondes sonores à proximité et les envoie dans le conduit auditif.

Le système auditif moyen capte plus de 99,9% des ondes sonores qui pénètrent dans le conduit auditif!

Le tympan

Le tympan (ou membrane tympanique dans le graphique) est recouvert de peau. Il a une couche intermédiaire de tissu conjonctif et est recouvert à l'intérieur du même tissu qui tapisse notre nez et notre bouche, appelé muqueuse. Pour que l'audition fonctionne correctement, la membrane tissulaire mince a besoin d'air des deux côtés pour pouvoir vibrer librement. Lorsque l'onde sonore frappe le tympan, une petite vibration d'entrée et de sortie se produit.

Os de l'oreille moyenne

Les trois os de l'oreille moyenne (appelés osselets dans la terminologie médicale) transmettent ensuite cette vibration à la cochlée remplie de liquide.

La cochlée

La cochlée est remplie de liquide et bordée de structures minuscules appelées **cellules ciliées** des récepteurs nerveux. Ces cellules ressemblent à de petits poils et se balancent lorsque des vibrations sonores font bouger le fluide dans la cochlée. Pensez à ces cellules ciliées comme de minces brins d'herbe au fond d'un étang. Au fur et à mesure que le courant se déplace, l'herbe se balance d'avant en arrière. Le mouvement des cellules ciliées leur fait déclencher des impulsions électriques.

Nerf cochléaire

Le nerf auditif reçoit les signaux électriques des cellules ciliées et transporte l'impulsion électrique générée par les cellules du récepteur nerveux vers le cerveau.

Cerveau

Le cerveau est le centre de traitement central du système auditif pour les signaux électriques entrants, presque comme un ordinateur. Ici, les impulsions électriques sont identifiées comme sonores et décodées pour interpréter leur signification inhérente.

L'ensemble du système auditif est si petit que toute l'oreille interne n'est remplie que de quelques gouttes de liquide. Les chirurgiens doivent utiliser des microscopes pour effectuer des opérations à l'oreille!

Comment les composants auditifs fonctionnent ensemble pour créer du son

Les gens pensent normalement à **l'oreille externe** quand ils entendent le mot *oreille*. Le **conduit auditif** fonctionne comme un tunnel, transportant le son de l'oreille externe au **tympan** . Le tympan transmet les vibrations sonores aux **os de l'oreille moyenne** , ou **osselets,** qui délivrent les vibrations sonores à l'**oreille interne** . Appelée le **limaçon** , l'oreille interne est remplie de liquide. Il est responsable de la conversion des vibrations en signaux électriques que le **cerveau** pourra interpréter.

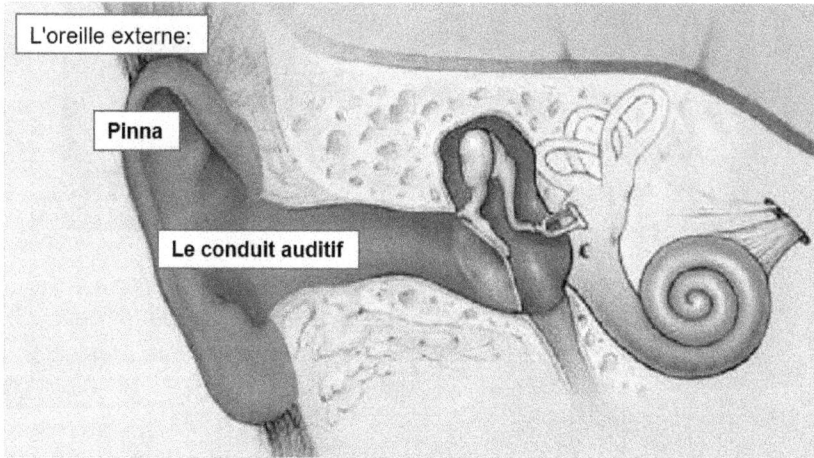

Anatomie normale de l'oreille humaine. Les ondes sonores sont transmises à travers le conduit auditif, frappant le tympan, puis sont transmises à l'oreille interne (cochlée).

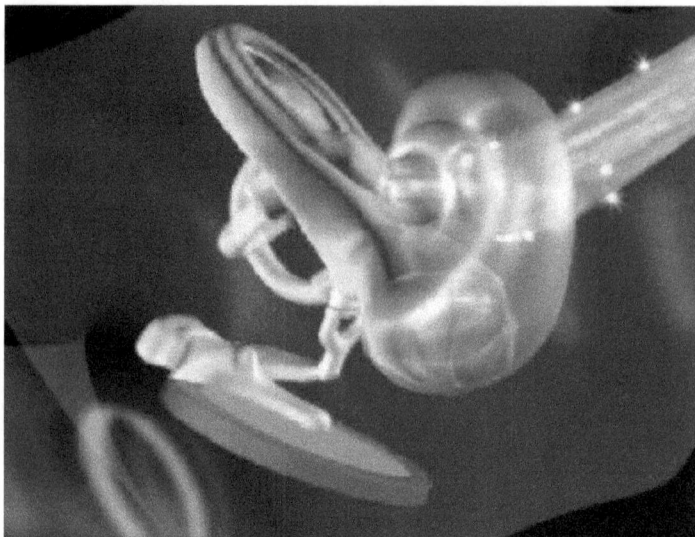

Les vibrations qui pénètrent dans l'oreille interne remplie de liquide stimulent les cellules ciliées de la cochlée en déclenchant des signaux électriques transmis par le nerf auditif au cerveau, où ils sont interprétés comme un son.

Comment le système auditif se développe

Les systèmes auditifs commencent à se développer tôt pendant la grossesse, en commençant presque immédiatement après la conception. Le développement se déroule en trois phases et est terminé au cours du premier trimestre.

Trois étapes du développement de l'audition prénatale

L'oreille se développe tôt dans la grossesse en trois étapes.

1. L'oreille interne est presque complète un mois après la conception.
2. Le conduit auditif est formé avant même que la plupart des femmes sachent qu'elles sont enceintes.
3. À 52 jours, l'oreille externe est formée.

Étape 1: oreille interne

L'oreille interne commence à se former lorsque le fœtus est minuscule et est presque complète un mois après la conception. La cochlée commence comme une boule de cellules. Il migre ensuite vers la base du crâne et forme cette structure.

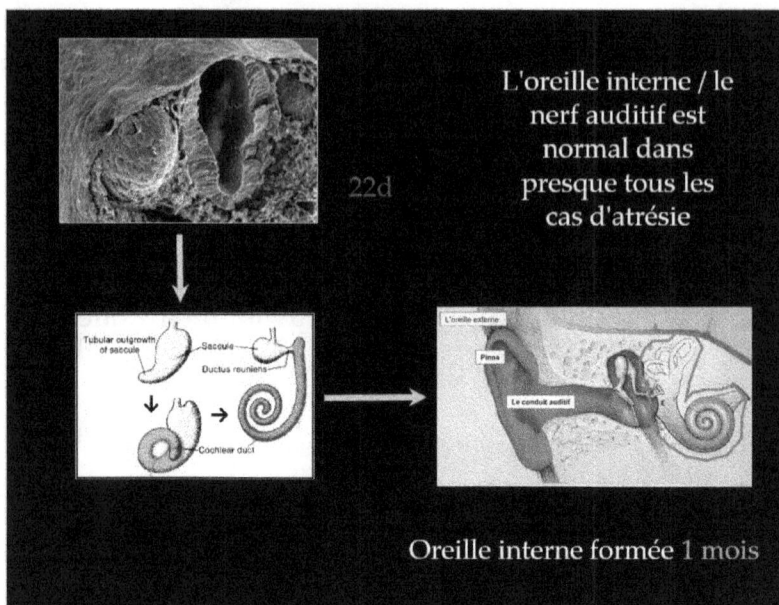

L'oreille interne / le nerf auditif est normal dans presque tous les cas d'atrésie

Oreille interne formée 1 mois

Le développement de l'oreille interne est terminé au cours du premier mois de gestation. Le développement de ces structures est généralement normal chez les patients atteints de CAAM.

Étape 2: Conduit auditif

Après la formation de l'oreille interne, le conduit auditif se développe. Il commence à pousser de l'extérieur du crâne, où le conduit auditif est visible de l'extérieur et se développe vers l'oreille interne. Une ouverture similaire se développe également à de l'arrière de la gorge en même temps.

Lorsque les deux voies se rencontrent, le conduit auditif ouvert est formé, avec le tympan entre les deux. Ce processus est terminé avant même que la plupart des femmes sachent qu'elles sont enceintes.

Canal auditif et os de l'oreille moyenne
Formés au cours du 2ème mois
(de l'extérieur vers l'intérieur)

32d

Le développement du conduit auditif et des os de l'oreille moyenne dans une oreille normale est achevé au cours du premier trimestre de la grossesse. Par définition, le développement de ces structures est toujours anormal chez les patients atteints de CAAM.

Étape 3: Oreille externe

L'oreille externe se développe en dernier. Six monticules de tissus se forment, grossissent, tournent et fusionnent pour former l'oreille externe. À 52 jours, l'oreille externe est complètement formée.

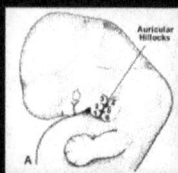

L'oreille externe se développe en dernier

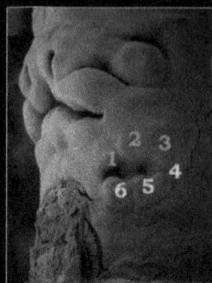
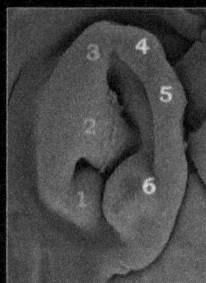

40d ——————— 52d

Développement des structures de l'oreille externe in utero. L'oreille externe se développe en dernier et est complètement formée deux mois après la conception.

Les enfants peuvent-ils entendre pendant la grossesse?

Oui. Les bébés entendent dans l'utérus et à la naissance. Dans les deux contextes, le son active l'oreille, les nerfs auditifs et le cerveau lui-même. En l'absence de stimulation sonore normale due aux anomalies du système auditif présentes dans une CAAM, le cerveau n'est pas normalement stimulé et a donc du mal à atteindre sa pleine maturité.

Impact de l'audition sur l'apprentissage et le développement du langage

La capacité de votre enfant à parler, à lire et à écrire est inextricablement liée à une audition normale. Sans son ni audition, la parole ne se développe pas comme elle pourrait et le devrait, même avant la naissance. Un accès limité à l'audition et au son peut également limiter la capacité de lecture et d'écriture de votre enfant.

Des études montrent que de nombreux adultes malentendants lisent à un niveau moyen de l'école primaire, probablement une utilisation de l'accès limité au son! C'est un sujet sensible pour certaines personnes.

Le son stimule uniquement la croissance auditive de l'enfant pendant une période limitée . S'ils manquent cette fenêtre critique, les enfants perdent l'opportunité de développer une audition normale pour toujours. La grande majorité du développement de l'audition et du langage se produit au cours des cinq premières années de la vie et est généralement terminée au début de l'adolescence.

La déficience auditive nuit-elle au développement du cerveau?

Oui ! Les effets peuvent durer toute la vie lorsque l'oreille interne, les nerfs auditifs et le cerveau d'un enfant ne sont pas stimulés au cours des premiers mois et des premières années de la vie.

Lorsque ces structures reçoivent des sons pendant la grossesse, le stade infantile et la petite enfance, elles activent les connexions neuronales, en nombre et en taille. À l'inverse, si le son n'est pas utilisé tôt dans la vie, le nombre et la taille des connexions neuronales sont considérablement réduits.

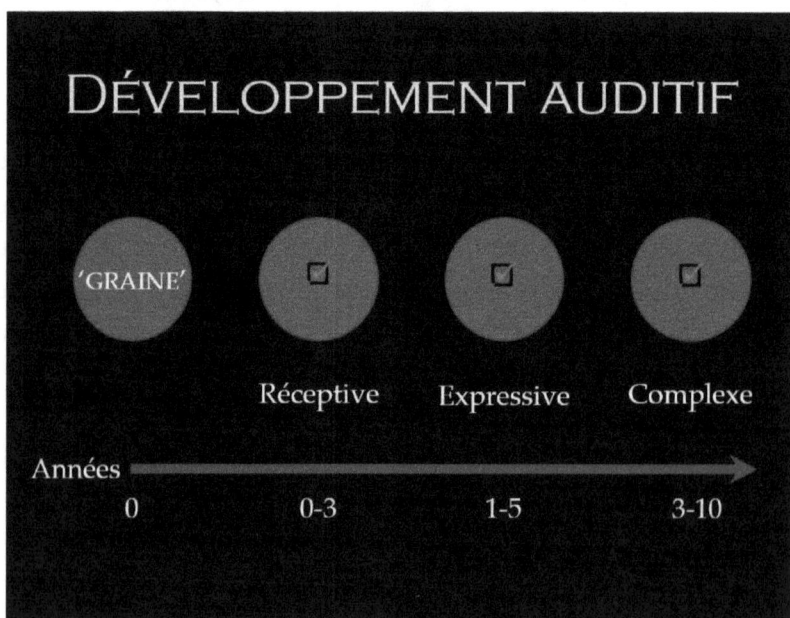

Stades du développement auditif normal selon l'âge en années: langage réceptif (0-3 ans), langage expressif (1-5 ans) et langage complexe (3-10 ans).

Comment les enfants apprennent à parler

Normalement, les enfants entendants développent le **langage réceptif** avant qu'ils ne parlent.

Le langage réceptif est la capacité à comprendre les mots parlés. Il se développe avant que les enfants ne puissent les dire.

Lorsque vous apprenez une nouvelle langue, il est souvent plus facile de comprendre que de la parler, surtout au début. De même, les enfants comprennent les mots avant même de pouvoir parler. Par exemple, lorsque mes enfants avaient environ 12 mois, ils étaient très excités lorsque je leur ai demandé s'ils souhaitaient un cookie, même s'ils n'avaient pas le vocabulaire pour en demander un eux-même.

La période de développement du langage réceptif maximal va de la naissance à trois ans environ.

Quand les enfants développent-ils la capacité de parler?

Les enfants entrent généralement dans leur **langage expressif** vers l'âge d'un ou deux ans et le développement dure généralement environ cinq ans. Tant que leurs systèmes auditifs fonctionnent correctement, le vocabulaire d'un enfant augmente rapidement au cours de cette période et sa compréhension de la structure du langage se développe.

> *Des études montrent que la plupart des enfants parlent en moyenne cinq mots vers leur premier anniversaire. Au moment où la plupart ont cinq ans, leur vocabulaire est passé à environ 5 000 mots.*

Avec une audition normale, la vitesse de développement des enfants est incroyable!

Quand le développement de l'audition est-il terminé?

Le plus **complexe composant de l'audition** se développe entre 5 et 10 ans et continue plus lentement jusqu'à l'adolescence. Les exemples incluent l'audition directionnelle (la capacité de localiser la provenance d'un son) et l'ouïe dans des environnements bruyants.

Parfois, les parents attendent trop tard pour traiter leur déficience auditive, souvent parce que les effets de la déficience auditive ne se manifestent pas avant la troisième ou la quatrième année du primaire, souvent à cause d'un mauvais rendement scolaire. À ce stade, le traitement est généralement trop tardif, car la période critique du développement du cerveau et du langage est déjà passée.

Effets d'une perte auditive non traitée

Les effets négatifs courants de la perte auditive traités trop tard ou pas du tout incluent une mauvaise compréhension du bruit de fond, une diminution des capacités d'apprentissage, des relations moins satisfaisantes et un revenu plus faible, entre autres effets.

La fenêtre de développement de la parole critique

Bien que les capacités auditives et langagières se développent à l'adolescence, la période de développement la plus critique survient au cours des cinq premières années de la vie. La plupart des données pertinentes ont été collectées chez des enfants traités avec des implants cochléaires, mais ces informations s'appliquent toujours au développement de l'audition chez tous les enfants. En termes médicaux, cette période est connue sous le nom de **période critique de développement** . De nombreux systèmes corporels ont des périodes critiques de développement similaires au système auditif. (Je parle de cette recherche dans *Écoutez pour la vie: Guide du Dr Joe sur la perte auditive de votre enfant* .) Comme le dit ce livre (c'est nous qui le soulignons):

> La perte auditive est traitable et le traitement peut commencer à la naissance.
> Il est extrêmement important d'agir rapidement une fois que le diagnostic de déficience auditive d'un enfant est établi ou suspecté.

Si des périodes critiques de développement sont manquées, aucune intervention ne pourra corriger ces pertes. L'âge auquel le traitement a commencé est le facteur le plus important pour prédire le succès du traitement de la déficience auditive congénitale chez les enfants.

En d'autres termes, si vous ne traitez pas la perte d'audition de votre enfant au cours des premières années de sa vie, les dommages peuvent être irréversibles. Faites quelque chose dès que vous le saurez.

Chapitre en revue

Le son est une vibration qui se propage comme les rides de l'eau.

Le système auditif moyen capte plus de 99,9% des ondes sonores qui pénètrent dans le conduit auditif.

Les systèmes auditifs normaux se développent au cours des trois premiers mois de la grossesse. Les fœtus peuvent entendre même pendant la grossesse!

L'audition influe sur le développement du langage et de la parole tout au long de la vie, en particulier au cours des cinq à dix premières années de la vie.

Les enfants qui ne sont pas entendus dans les premières années de leur vie peuvent en subir les conséquences toute leur vie.

Une perte auditive peut entraver le développement global du cerveau, ainsi que la confiance en soi, les capacités sociales et même le potentiel de revenu des enfants.

Chapitre 2

Que manque-t-il à un CAAM?

Chapitre en un coup d'œil

Dans ce chapitre, on va explorerons les :

PROBLÈMES: Types et causes de CAAM

EFFETS: Comment la CAAM influence le développement de l'audition, de la langue et même du cerveau

INFORMATION IMPORTANTE: Pourquoi les humains ont besoin de deux oreilles et pourquoi les enfants atteints de CAAM unilatérale ont besoin d'un traitement

ESPOIR: Il y a de l'espoir pour les enfants avec CAAM!

Les enfants atteints de CAAM n'ont pas de système auditif normal. Aucune oreille externe n'existe pour focaliser le son dans le conduit auditif. Il n'y a pas de tympan. L'os remplit complètement la zone où le conduit auditif aurait normalement dû se développer et empêche le son d'atteindre les os de l'oreille moyenne. Cela signifie que les enfants avec une CAAM ne peuvent pas entendre de sons normaux, comme des conversations, à un volume normal.

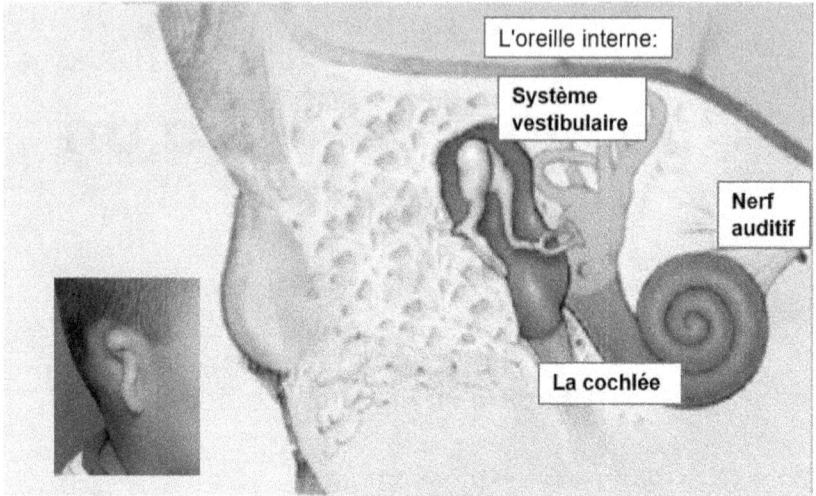

Un exemple d'anatomie dans une oreille CAAM. Notez le conduit auditif, le tympan et l'oreille externe absents.

Vous avez peut-être remarqué que votre enfant peut entendre des sons plus forts. Cela est possible lorsque les vibrations sont suffisamment fortes pour être transmises directement à la cochlée par l'os du crâne. De tels sons permettent de tester le fonctionnement des nerfs auditifs d'un enfant avant une opération CAAM. Aux volumes normaux, toutefois, pratiquement aucun son n'est reçu ou transmis par CAAM.

Types de perte auditive

Pour comprendre ce sujet, je dois vous en apprendre un peu plus sur la perte auditive. La déficience auditive se divise généralement en trois catégories.

- **Perte auditive neurosensorielle** résulte d'une anomalie du nerf auditif.

- **Perte d'audition par conduction** indique que l'oreille externe, le conduit auditif, le tympan ou les os de l'oreille moyenne sont dysfonctionnels. En d'autres termes, un problème avec l'oreille externe ou moyenne empêche les ondes sonores d'être conduites avec succès dans l'oreille interne.

- **Perte auditive mixte** incorpore des composants neuro-sensoriels et conducteurs.

Types de CAAM

Le type de CAAM dont votre enfant est atteint, influencera le meilleur traitement.

- **CAAM unilatérale :** Environ 90% des cas de CAAM ne touchent qu'une oreille. Les anomalies d'oreille sont plus fréquentes du côté droit que du côté gauche. De plus, les garçons en bas âge sont touchés de CAAM unilatérale plus souvent que les filles.

- **CAAM bilatérale :** Environ 10% des cas de CAAM touchent les deux oreilles. Dans cette situation, une exposition précoce au son via des appareils auditifs à conduction osseuse est indispensable. Sans eux, les sons et les nerfs de l'audition ne sont pas stimulés par le son, ce qui empêche le développement de l'allocution et du langage normaux et peut avoir un impact important et permanent sur le fonctionnement de l'enfant tout au long de sa vie.

- **CAAM partielle:** Un conduit auditif et un tympan partiellement formés sur un ou sur les deux côtés de la tête ne surviennent que dans un faible pourcentage de cas. C'est comme si le conduit auditif et l'oreille externe avaient commencé à se développer mais s'étaient arrêtés avant la fin.

- **Atrésie seule :** Il est rare mais possible que des enfants naissent avec des oreilles externes normales mais un conduit auditif anormal ou absent. Lorsque cet état spécifique survient, il est probablement dû à une maladie génétique.

Causes de CAAM

Presque toutes les mères qui ont un enfant avec une CAAM se demandent si elle a fait quelque chose pendant sa grossesse pour provoquer la maladie. Ne vous blâmez pas vous-même ou votre conjoint.

Autant que les médecins puissent en juger, la CAAM n'a presque jamais de relation avec les actions ou le manque d'action des parents.

Nous avons encore beaucoup à apprendre sur les causes de CAAM. Si nous continuons à en apprendre davantage, je pense que nous découvrirons que la génétique est responsable de la plupart des cas. La condition est cependant affectée par plus d'un gène anormal. Par exemple, j'ai traité près de deux douzaines de jumeaux identiques, où un seul nourrisson est atteint de CAAM, même si les jumeaux partagent des gènes identiques. Il est rare que les deux jumeaux identiques présentent le même défaut CAAM. Si cette condition était due à un seul gène, les deux jumeaux identiques auraient toujours le même défaut CAAM puisque les jumeaux identiques ont une constitution génétique identique. Dans d'autres exemples encore, chez un petit pourcentage de patients, nous savons que la CAAM fait partie d'une maladie génétique plus vaste (médicalement appelée **syndrome génétique**) qui inclut des anomalies d'autres systèmes du corps. D'après nos connaissances actuelles sur la CAAM, les gènes sont apparemment en grande partie responsables de la maladie, et certains de ces gènes ont déjà été identifiés.

Au moment où vos enfants auront leurs propres enfants, je pense que nous serons en mesure de répondre à la question de tous: "Qu'est-ce qui a provoqué cela et quelles sont les chances pour que mes futurs enfants l'aient?" Bien que les médecins progressent à grands pas dans la compréhension des indicateurs avancés de CAAM, les causes de la maladie sont encore mal connues. À l'heure actuelle, nous savons ce qui suit:

- **La CAAM est souvent indépendante de l'histoire familiale.** Dans la grande majorité des cas, la CAAM affecte des familles sans antécédents familiaux d'anomalies de l'oreille.

- **La CAAM est parfois associée à des syndromes.** Dans un faible pourcentage des cas, un syndrome génétique peut être à l'origine de la maladie. Nous passons en revue ces syndromes au chapitre 3.

- **La CAAM n'a pas tendance à toucher deux fois la même famille.** Les parents qui ont un enfant avec CAAM ont rarement une seconde. Le taux de CAAM chez les enfants plus âgés n'augmente que légèrement, à moins que votre arbre généalogique ne soit porteur d'un gène qui provoque un syndrome spécifiquement associé à la CAAM.

- **La CAAM n'est généralement pas héréditaire.** Les personnes atteintes de CAAM ne sont que légèrement plus susceptibles de transmettre la maladie à leurs enfants. La seule exception est si un parent avec CAAM a également un syndrome génétique; dans ce cas, l'incidence de la CAAM est plus élevée.

- **La CAAM semble être causée par une susceptibilité génétique.** Cela peut aussi être causé par un autre facteur de l'environnement associé à une susceptibilité génétique. Un domaine de développement récent appelé l'épigénétique peut aider à résoudre ces questions.

Quel est l'impact des systèmes auditifs chez les enfants atteints de CAAM unilatérale ?

Chez les enfants atteints de CAAM, le conduit auditif et l'oreille externe ne se développent pas normalement. Qu'il soit présent dans une ou deux oreilles seulement, ce développement anormal ne concerne pas seulement le système auditif de l'enfant. Son allocution et ses capacités de langage souffrent également[3] , ainsi que divers autres facteurs que nous explorerons dans un instant. Les enfants avec une CAAM unilatérale semblent fonctionner normalement dans des environnements calmes, mais ont des problèmes d'écoute importants dans des environnements normaux.

L'impact de la CAAM sur le langage

Vous êtes-vous déjà demandé pourquoi nous avons deux oreilles? C'est une bonne question à considérer, en particulier si votre enfant est né avec une CAAM unilatérale et que votre famille essaie de déterminer si une oreille entendante est suffisante.

Nos oreilles travaillent par paire.

Les enfants et les adultes souffrent de limitations lorsqu'ils n'ont qu'une oreille active. Leur apprentissage et leur langage sont en retard. Ils peuvent avoir des problèmes de confiance sociale parce qu'il est difficile d'entendre dans un contexte social. Dans cette section, nous verrons pourquoi une oreille ne suffit pas (et pourquoi vous devez comprendre que les humains ont besoin de deux oreilles) avant de prendre des décisions de traitement critiques pour votre enfant atteint de CAAM.

Ce que les humains peuvent faire avec deux oreilles

Lorsque les humains ont deux oreilles qui fonctionnent, ils ont plusieurs avantages distincts par rapport aux personnes qui n'ont qu'une oreille qui fonctionne.

Les personnes à deux oreilles entendent des signaux différents

Chaque oreille envoie des signaux électriques distincts au cerveau. Le cerveau utilise ces signaux pour exécuter des fonctions importantes dans notre vie quotidienne, qui nous permettent de nous sentir en confiance, de rester en sécurité et de prendre de bonnes décisions. Sans deux oreilles, les enfants n'ont pas accès à des capacités auditives importantes.

Les gens avec deux oreilles entendent des sons plus forts

Le même son est plus fort lorsqu'il est entendu avec deux oreilles et s'appelle la sommation binaurale. Imaginez que quelqu'un vous appelle d'une autre pièce. Deux oreilles augmentent le volume des sons doux à distance.

Les personnes avec deux oreilles développent plus de langage

Le développement du langage est fortement associé à une audition normale à deux oreilles. Le développement du langage est aussi étroitement lié aux performances professionnelles et scolaires.

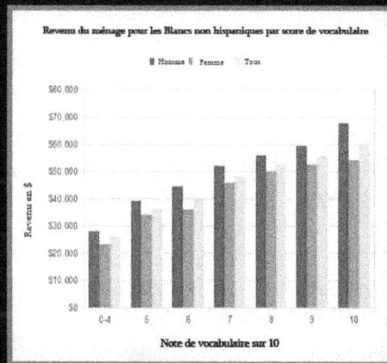

L'audition affecte fortement le vocabulaire, qui est le plus puissant prédicteur du revenu.

Les gens avec deux oreilles racontent d'où viennent les sons

Le son atteint souvent une oreille plus rapidement que l'autre. Grâce aux vibrations sonores émises par les deux oreilles, notre cerveau interprète la différence de synchronisation pour localiser la source sonore. Cette localisation du son n'est pas possible avec une seule oreille. Les personnes qui entendent normalement, peuvent dire d'où proviennent les sons sans voir la source. Les personnes qui ont une oreille ont beaucoup plus de difficulté à localiser l'origine d'un son.

Deux oreilles contre une: un exemple pratique

Imaginez que votre enfant veuille traverser une rue. Avec une oreille, elle entend une sirène d'ambulance. Cependant, à moins qu'elle ne puisse voir l'ambulance, elle ne peut pas savoir s'il est prudent de traverser ou si elle doit attendre, car elle ne peut pas dire de quelle direction l'ambulance se dirige. Avec deux oreilles, elle peut dire d'où vient le son – s'il s'approche ou s'éloigne - et déterminer le meilleur plan d'action.

Les enfants et les adultes avec une CAAM unilatérale ne peuvent pas localiser la provenance du son. De plus, les patients qui portent des appareils auditifs à conduction osseuse (tels que BAHA, Ponto ou BoneBridge) n'ont pas non plus d'audition directionnelle. Nous parlerons davantage de ces dispositifs au chapitre 4.

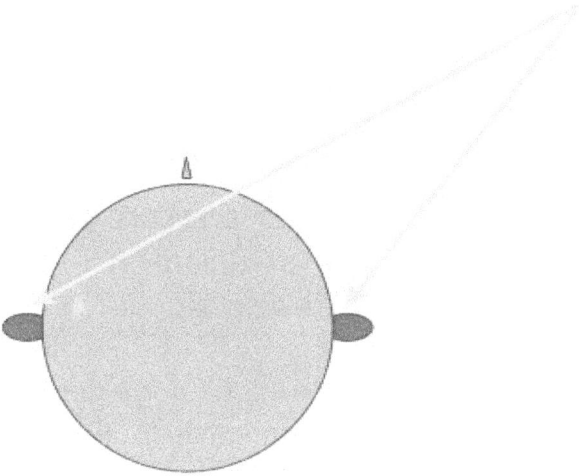

Savoir reconnaître la provenance des sons est une compétence de sécurité importante, utile dans de nombreuses situations de la vie quotidienne, telles que traverser la rue ou se déplacer dans la foule.

Les enfants sans audience directionnelle se rendent à l'urgence 20 fois plus souvent que les autres enfants.

Dans un exemple moins grave, un enfant sur un terrain de sport peut entendre un coéquipier crier: «Passe-moi le ballon! Je suis ouvert!" Il ne peut savoir d'où vient la voix et y répondre qu'avec deux oreilles.

Les personnes avec deux oreilles entendent mieux dans le bruit

Presque toujours, les patients qui ont subi une intervention chirurgicale pour corriger une CAAM me disent que ce qu'ils apprécient le plus est de pouvoir comprendre les sons dans le bruit. Pourquoi ?

Alors que les individus avec une CAAM unilatérale entendent normalement dans des environnements calmes, leur compréhension chute à 60% de leur capacité en présence de bruits modérés tels qu'une réunion, un restaurant ou une salle de classe.

Nous passons la plus grande partie de notre vie dans une mer de sons. Nos oreilles transmettent les sons qui nous entourent au cerveau, lequel sélectionne ce que nous voulons écouter. Vous pouvez penser à l'oreille comme au récepteur qui envoie chaque son dans le nerf auditif et au cerveau comme filtre ou processeur. Le cerveau a besoin de deux oreilles pour que la fonction de filtrage fonctionne. Le cerveau a également besoin de deux oreilles au cours de la période critique du développement pour que la capacité du filtre se développe - nous ne sommes pas nés avec. Même les personnes ayant deux oreilles auditives normales ont plus de difficulté à interpréter le son dans les environnements bruyants, tels que les salles de classe, les foules, les épiceries, la salle de sport, les cafés et les restaurants.

Audition dans les restaurants: pouvez-vous m'entendre maintenant?

Imaginez que vous dîniez avec un ami dans un restaurant bruyant. Les fourchettes résonnent contre les assiettes; les gens parlent à des tables voisines; des chaises traînent sur le sol; les cuisiniers travaillent dans la cuisine; etc. Même si vous avez deux oreilles qui entendent normalement, vous devez travailler plus fort pour entendre votre ami que dans une pièce silencieuse et il peut être agaçant de perdre une partie de la conversation.

Cette même difficulté s'applique à d'autres situations dans des lieux publics. Imaginez à quel point il serait difficile d'entendre 6 mots sur 10 prononcés par votre ami! Imaginez comment cela pourrait affecter vos notes à l'école ou votre performance au travail!

En moyenne, une personne ayant deux oreilles qui entendent normalement comprend 95% des mots dans un bruit de fond. Quelqu'un avec une oreille auditive unique comprend seulement 60-65%.

Le fait ci-dessus explique pourquoi les enfants avec une CAAM unilatérale sont visiblement frustrés et parfois distraits et / ou perturbateurs lorsque le bruit de la classe augmente. Ils ne peuvent pas entendre leurs pairs ni les instructions de l'enseignant! Malheureusement, les enseignants le comprennent souvent mal et pensent que les enfants ont plutôt des problèmes de concentration ou de comportement.

Compte tenu de ces défis, il n'est pas surprenant que les enfants avec une CAAM unilatérale aient 10 fois plus de chances de redoubler à l'école et que les adultes ayant une perte auditive unilatérale ne gagnent que les deux tiers du revenu moyen!

Ces difficultés situationnelles et fonctionnelles affectent les personnes malentendantes toute leur vie.

Que faire quand les médecins disent qu'une oreille suffit

Dans le monde entier, je rencontre des parents qui ont consulté un médecin, un chirurgien plasticien, un pédiatre ou un conseiller bien intentionné: «Votre enfant entend normalement d'une oreille. Vous n'avez pas à vous soucier de l'audition ou du développement s'ils ont une CAAM unilatérale. "

Même si une oreille vaut vraiment mieux que rien, cette assurance est fausse, aussi bien intentionné soit-elle.

Ce conseil inexact est probablement dû au fait que, pendant la formation, la plupart des médecins ne reçoivent aucune formation sur l'audition et le développement du langage. Maintenant, vous en savez plus qu'eux et vous pouvez protéger l'avenir de votre enfant contre des déficiences développementales irréversibles.

Ces professionnels bien intentionnés (et certains parents) commettent l'erreur de noter que les performances auditives de l'enfant dans une atmosphère calme semblent normales et concluent qu'aucune action n'est nécessaire. Il est vrai que la performance silencieuse d'un enfant avec une oreille unique semble normale. Le problème réside dans les zones d'audition les plus difficiles décrites ci-dessus: audience directionnelle, sons doux et, plus important encore, dans les situations bruyantes.

Il est important de comprendre ce principe subtil : L'audience sur deux oreilles doit être rétablie pour permettre le développement des capacités énumérées ci-dessus. En outre, l'audition doit être rétablie pendant la période critique du développement, qui survient au cours des premières années de la vie. Cette période est souvent AVANT que les déficiences auditives mentionnées ci-dessus soient présentes, car les jeunes enfants exigent rarement beaucoup de leur audition au cours des premières années de leur vie. **Si elles ne sont pas traitées, ces limitations apparaissent fréquemment à l'adolescence. - à ce moment-là, il est peut-être trop tard pour les corriger, car votre enfant a dépassé la période critique de son développement.**

Le succès après la chirurgie est possible

Les patients qui ont subi une chirurgie réparatrice pour une CAAM unilatérale disent souvent à mon équipe qu'ils peuvent parler à leurs amis dans la salle entre les cours pour la première fois. Ils signalent également fréquemment une amélioration spectaculaire de la facilité avec laquelle ils comprennent les nouveaux concepts à l'école.

De même, les parents rapportent que les enfants entendent pour la première fois depuis la banquette arrière de la voiture, même lorsque la radio est allumée. Ils s'aperçoivent qu'ils peuvent appeler leur enfant depuis une autre pièce de la maison et, pour la première fois, l'enfant sait d'où ils l'appellent. D'autres nous disent que leurs enfants utilisent rarement le mot «hein». Il y a encore plus de cas où les notes de leur enfant se sont améliorées de façon spectaculaire.

J'ai partagé une lettre à la fin de la section d'introduction dans laquelle l'auteur décrivait qu'il avait du mal à entendre dans des environnements bruyants et je vous ai dit que je vous demanderais de la relire plus tard. C'est le bon moment pour le faire. Cela vous donnera une nouvelle compréhension de l'importance de cette fonction dans la vie d'une personne.

Chapitre en revue

Nos oreilles travaillent à deux. Notre cerveaux ne peut pas traiter le son à pleine capacité avec une seule oreille.

Le son directionnel, ou la possibilité de déterminer la provenance d'un son, n'est possible qu'avec deux oreilles qui reçoivent une entrée de son indépendante. Les personnes n'ayant qu'une oreille auditive ou des appareils auditifs (tels que BAHA ou Ponto) qui stimulent les deux oreilles de manière non sélective ne peuvent pas obtenir un son directionnel.

Les personnes malentendantes n'entendent qu'à 95% dans le bruit. Les personnes atteintes de CAAM unilatérale entendent à environ 60-65% de leur capacité.

Les enseignants supposent souvent, à tort, que les élèves avec une CAAM unilatérale ont des problèmes de comportement ou d'apprentissage. En réalité, le cerveau des étudiants ne peut tout simplement pas capter les sons dans des environnements de classe bruyante. Un manque d'attention, de la colère, un refus de participer et d'autres problèmes de comportement similaires peuvent apparaître.

Les avantages courants rapportés par les patients, après avoir restauré l'audition dans les deux oreilles, incluent de meilleures notes et des relations plus épanouissantes. Les statistiques à long terme montrent que les personnes ayant une audition à deux oreilles ont des revenus plus élevés.

Chapitre 3

Expérimentation et évaluation

Chapitre en un coup d'œil

Ce chapitre examine:

« HEAR MAPS » : Le cadre standard du monde pour évaluer les patients CAAM

MEILLEURES PRATIQUES: Comment les médecins devraient formuler des recommandations de traitement et comment les familles peuvent promouvoir une communication efficace entre les professionnels de la santé et les lieux de traitement

Au début de mon travail avec la CAAM, il est devenu évident qu'un système d'évaluation et de classification normalisé était nécessaire pour:

- Standardiser l'évaluation systématique de chaque patient
- Soutenir une communication efficace entre les professionnels de la santé et les lieux de traitement
- Promouvoir des conclusions précises sur les résultats du traitement afin que nous

puissions mieux conseiller les nouveaux patients sur les plans de traitement

International journal of Pediatric Otorhinolaryngology 77 (2013) 1551–1554

Contents lists available at SciVerse ScienceDirect

International Journal of Pediatric Otorhinolaryngology

Journal homepage: www.elsevier.com/locate/ijporl

HEAR MAPS a classification for congenital microtia/atresia based on the evaluation of 742 patients

CrossMark

Joseph B. Roberson Jr.[a,*], Hernan Goldsztein[a], Ashley Balaker[a], Stephen A. Schendel[a], John F. Reinisch[b]

[a] California Ear Institute, 1900 University Avenue Suite 101, E Palo Alto, CA 94303, United States
[b] Cedars Sinai Medical Center, Department of Surgery, Division of Pediatric Plastic Surgery, Los Angeles, CA, United States

ARTICLE INFO

Article history:
Received 1 May 2013
Received in revised form 3 July 2013
Accepted 5 July 2013
Available online 7 August 2013

Keywords:
Otology
Congenital ear anomalies
Aural atresia
Microtia

ABSTRACT

Objective: Describe anatomical and radiological findings in 742 patients evaluated for congenital aural atresia and microtia by a multidisciplinary team.
Develop a new classification method to enhance multidisciplinary communication regarding patients with congenital aural atresia and microtia.
Methods: Retrospective chart review with descriptive analysis of findings arising from the evaluation of patients with congenital atresia and microtia between January 2008 and January 2012 at a multidisciplinary tertiary referral center.
Results: We developed a classification method based on the acronym HEAR MAPS (Hearing, Ear [microtia], Atresia grade, Remnant earlobe, Mandible development, Asymmetry of soft tissue, Paralysis of the facial nerve and Syndromes). We used this method to evaluate 742 consecutive congenital atresia and microtia patients between 2008 and January of 2012. Grade 3 microtia was the most common external ear malformation (76%). Pre-operative Jahrsdoerfer scale was 9 (19%), 8 (39%), 7 (19%), and 6 or less (22%). Twenty three percent of patients had varying degrees of hypoplasia of the mandible. Less than 10% of patients had an identified associated syndrome.
Conclusion: Patients with congenital aural atresia and microtia often require the intervention of audiology, otology, plastic surgery, craniofacial surgery and speech and language professionals to achieve optimal functional and esthetic reconstruction. Good communication between these disciplines is essential for coordination of care. We describe our use of a new classification method that efficiently describes the physical and radiologic findings in microtia/atresia patients to improve communication amongst care providers.

© 2013 Elsevier Ireland Ltd. All rights reserved.

L'article ci-dessus[4] décrit un système que j'ai mis en place avec d'autres membres de l'équipe, appelé HEAR MAPS, qui signifie:

- **Audition:** Basé sur les résultats du test auditif de l'enfant (audiogramme), celui-ci mesure à la fois le fonctionnement du nerf auditif de l'oreille interne et l'ampleur de la perte auditive engendrée par l'anomalie anatomique de la CAAM.

- **Oreille externe:** Décrit la gravité et le type de malformation de l'oreille externe.

- **Score d'atrésie:** Basé sur une échelle de 10 points et déterminé à partir d'un type spécial de rayons X de l'oreille interne appelé scanner. Ce score aide à déterminer la candidature à la création chirurgicale d'un conduit auditif, ainsi qu'à corréler avec les résultats d'audience attendus après une opération réussie du conduit.

- **Lobe restant:** Mesure la quantité de tissu présent au niveau du lobe de l'oreille.

- **Mandibule:** Détermine si l'os de la mâchoire est formé correctement ou s'il a également besoin d'un traitement.

- **Asymétrie des tissus mous du visage:** Détermine si le tissu facial non-osseux est correctement formé ou nécessite une augmentation pour paraître plus symétrique.

- **Paralysie du nerf facial:** Détermine si une anomalie est présente dans les mouvements musculaires du visage, en raison d'une anomalie du nerf facial, qui traverse l'oreille.

- **Syndromes:** Identifie toutes les anomalies génétiques connues qui ont provoqué

CAAM et peuvent causer d'autres problèmes corporels.

Chaque enfant devrait faire l'objet d'une évaluation pour déterminer chaque lettre de l'acronyme HEAR MAPS afin d'évaluer les meilleures options de traitement pour leur maladie.

Une base de données personnalisée a également été créée afin que nous puissions suivre les scores de HEAR MAPS pour chaque patient. Cela nous permet d'être scientifiques sur nos recommandations quant au traitement le plus efficace pour chaque combinaison de scores HEAR MAPS. La base de données compte maintenant plus de 5 000 patients du monde entier et sert à orienter bon nombre des recommandations que vous verrez dans le reste de ce livre.

Prenons chaque section de HEAR MAPS séparément et décrivons le processus d'évaluation. Notre objectif est d'obtenir un score complet de HEAR MAPS pour permettre une planification de traitement personnalisée. Comme vous le verrez, un score complet de HEAR MAPS peut être déterminé à partir de l'âge de 2,5 ans.

Audition (Hear)

Les tests auditifs sont importants pour deux objectifs principaux. Premièrement, ils nous permettent de déterminer si la fonction de l'oreille interne, ou du nerf auditif, est normale. Deuxièmement, certains types de tests permettent de quantifier l'ampleur de la perte d'ouïe causée par les anomalies de l'oreille externe et du conduit auditif présentes dans la CAAM. Les deux oreilles doivent être testées, que chacune soit affectée ou non par la CAAM. Dans les centres expérimentés, le test peut être effectué dès quelques heures après la naissance. Différents tests sont nécessaires à différents âges. Cette section est longue et technique, alors ne vous inquiétez pas si vous ne la parcourez que de manière superficielle: vous pouvez vous fier à un professionnel expérimenté pour tester les enfants et nous fournir ces données. Je l'ajoute parce qu'il énonce également des critères pour évaluer les installations de tests potentiels dont vous devrez vous assurer qu'ils soient bien effectués pour votre enfant.

Quand mon enfant devrait-il subir un test ?

L'évaluation auditive peut être effectuée dans les quelques heures qui suivent la naissance. Il est recommandé de tester l'audition de votre enfant aussi près que possible de la naissance.

Comment trouver un centre de test d'audition?

Plus tôt l'audition de votre enfant est testée, mieux c'est. C'est la raison pour laquelle la plupart des États américains exigent légalement des tests auditifs à la naissance. Si votre pays ou votre État ne fournit pas ce service, accédez aux médias sociaux et demandez à d'autres parents. Vous devrez peut-être vous rendre dans une grande région métropolitaine pour trouver un établissement.

Si un établissement n'a pas testé d'enfants auparavant, évitez-le. Si un établissement n'emploie pas de personnel spécialisé dans le traitement des enfants, évitez-le.

Où devrions-nous aller pour un test d'audition?

L'audition peut être testée à tout âge si l'établissement d'essai dispose du matériel et du personnel appropriés.

Les tests auditifs chez les jeunes enfants nécessitent des audiologistes et des ORL pédiatriques expérimentés, hautement qualifiés et talentueux, ainsi que du matériel coûteux et délicat. De nombreux centres d'audition ne disposent pas des installations, du personnel ou des équipements nécessaires pour effectuer les tests requis.

Étant donné que les résultats de ces tests sont essentiels pour diagnostiquer et traiter les déficiences auditives, il est essentiel de se rendre, si nécessaire, dans un établissement où ces tests sont effectués de manière routinière.

Quelles données le processus d'évaluation devrait-il couvrir?

Le plus tôt possible dans la vie de votre enfant, un test auditif doit évaluer:

- **La santé du nerf auditif:** En règle générale, les enfants atteints de CAAM ont un nerf auditif qui fonctionne normalement.

- **Le degré de la perte auditive:** Les enfants atteints de CAAM ont généralement une perte auditive sévère due à une anomalie du conduit auditif. Dans le cas d'une

CAAM unilatérale, il est également important de tester l'audition de l'oreille non affectée.

Vingt-trois pour cent des patients avec une CAAM unilatérale évalués par Global Hearing ont également une audition anormale au niveau de l'oreille non affectée.

Heureusement, une perte auditive dans une oreille non atteinte peut souvent être traitée simplement et rapidement. Lorsqu'une déficience auditive est suspectée, le type et la gravité doivent être déterminés le plus rapidement possible.

Catégories de tests auditifs

Votre ORL pédiatrique utilisera un ou plusieurs des tests suivants pour déterminer si votre enfant a une déficience auditive. Dans certains cas, plusieurs tests peuvent être nécessaires pour être sûr à 100% de la présence, du type et de la gravité de la déficience auditive. Les tests peuvent être répétés plusieurs fois pour confirmer les résultats du premier test ou pour tracer l'évolution de la déficience auditive progressive. Différents tests peuvent être nécessaires à différents âges.

Les tests auditifs appartiennent à l'une des deux catégories suivantes. Brièvement résumées ci-dessous, nous les explorons également dans les sections suivantes.

1. **Test subjectif** repose sur les réponses comportementales de votre enfant aux

stimuli sonores. Étant donné que le test subjectif nécessite un sujet participant à l'alerte, il est généralement utilisé chez les enfants plus âgés et les adultes.

2. **Test objectif** ne repose pas sur la réaction expressive consciente de votre enfant. Au lieu de cela, il mesure les réponses électriques générées par le système auditif du patient et / ou le cerveau pour déterminer si le son est reçu et traité. Comme vous pouvez le deviner, les nourrissons ont besoin de tests objectifs. Parce que les enfants doivent être profondément endormis et toujours pour des résultats optimaux, ce test peut être réalisé pendant la sieste.

Parfois, les deux types de tests sont nécessaires. D'autres fois, un seul suffit.

Votre audiologiste et votre ORL devraient être en mesure de déterminer les types de tests dont votre enfant a besoin. C'est pourquoi il est important de faire confiance à vos professionnels de la santé!

Test subjectif

Les enfants plus âgés ayant un certain niveau de langage réceptif participent à des tests subjectifs en levant la main lorsqu'ils entendent un bip. Avec des enfants plus jeunes qui ne peuvent pas encore communiquer, les audiologistes pédiatriques observent des indications comportementales

pour déterminer les sons auxquels les enfants répondent.
Voici quelques exemples :

- Mouvement de la tête
- Les yeux s'élargissent à l'écoute d'un son
- Une réponse conditionnée que les enfants montrent en réponse à d'autres sources de stimulus, comme voir un jouet

En général, les enfants sont en âge de répondre avec précision à un audiogramme complet à l'âge de deux ou trois ans.

Types de tests subjectifs

Il existe plusieurs types de tests subjectifs pour la déficience auditive.

Audiogramme

Le type le plus courant de test auditif subjectif, un audiogramme, détermine à la fois le statut du nerf auditif et ce que les enfants entendent dans des situations normales de la vie quotidienne.

Un audiogramme complet comprend quatre tests:

- Conduction osseuse
- Conduction aérotympanique
- Immittance
- Test de discrimination de la parole

Conduction osseuse

La conduction osseuse mesure la capacité du nerf auditif à capter le son. (Une déficience des nerfs auditifs indique une déficience auditive.) Chaque oreille est testée indépendamment.

Lors du test de conduction osseuse, un expert médical placera un dispositif sur le front ou le crâne de votre enfant derrière l'oreille. L'appareil vibre et les vibrations traversent le crâne jusqu'à l'oreille interne. Si les fibres nerveuses de l'oreille interne reçoivent et convertissent les vibrations en impulsions électriques, les signaux continueront à parvenir au cerveau et l'enfant répondra. Si les fibres nerveuses de l'oreille interne ne fonctionnent pas, l'enfant ne répondra pas.

Conduction aérotympanique

Mesure de la conduction aérienne des sons entendus dans le conduit auditif. Un expert médical placera une sonde dans ou sur le conduit auditif de votre enfant. La sonde émet des sons à différents niveaux de vibration et de volume, et votre audiologiste sera éventuellement en mesure de déterminer le bruit le plus faible que votre enfant peut détecter à différentes fréquences.

Les deux oreilles sont testées indépendamment.

Que se passe-t-il si les tests de conduction osseuse et aérienne sont identiques?

Lorsque les oreilles de votre enfant fonctionnent correctement, les tests de conduction aérienne et osseuse produisent des résultats identiques. Les incohérences entre les deux tests indiquent les cas de déficience auditive.

Par exemple, lorsque les résultats de conduction osseuse sont supérieurs aux résultats de conduction aérienne, un enfant a très probablement une déficience auditive conductrice. Cette condition est courante dans la CAAM.

Immittance

Les tests d'immittance utilisent une sonde dans le conduit auditif. De toute évidence, ce test ne fonctionne que pour les enfants avec des conduits auditifs et des tympans. Il est utile de déterminer la cause de la perte auditive dans les oreilles non affectées dans le cas de CAAM unilatérale.

Le test est rapide et sans douleur. Cela peut être fait même chez les jeunes enfants et même lorsque les patients sont éveillés. Un minuscule haut-parleur émet des ondes sonores et une pompe à air génère une variation de la pression dans le conduit auditif. Un microphone interprète les réponses.

En faisant varier la pression du conduit auditif, il est possible de mesurer la façon dont le son rebondi sur le tympan. Les résultats indiquent l'état de l'espace de l'oreille moyenne.

- L'espace moyen de l'oreille moyenne est uniquement rempli d'air, ce qui permet au tympan de vibrer correctement.

- Le fluide ou tout autre matériau dans l'oreille moyenne limitera les vibrations.

- En outre, la fonction d'immittance permet de tester la fonction de deux petits muscles liés aux os de l'oreille moyenne. Il fournit des informations sur la cause de certains types de déficience auditive conductive.

Les résultats des tests d'immittance sont enregistrés dans un graphique appelé **tympanogramme**.

Test de discrimination de la parole

Les tests de discrimination de la parole sont généralement faits aux enfants et aux adultes qui ont un langage à la fois réceptif et expressif. Il va sans dire qu'il est difficile pour les nourrissons de participer.

Lors de tels tests, un professionnel de la santé prononce un mot, une phrase ou une séquence et les patients répondent en répétant ce qu'ils pensent avoir entendu. Les résultats du test sont évalués en fonction de la précision des mots et des phonèmes. (Les phonèmes sont des sous-composants de mots.)

Par exemple, supposons que l'audiologiste prononce le mot «râteau» et que le patient répète le mot «taux». Ce patient recevrait un score de 0 dans la catégorie de mots car le mot qu'ils répétaient était incorrect. Le patient pourrait recevoir un score de 1 sur 2 points pour les phonèmes car il répétait correctement le phonème «ra».

Interprétation d'un audiogramme

Votre audiologiste et votre ORL peuvent interpréter l'audiogramme de votre enfant et devraient pouvoir expliquer les résultats à votre famille. Cette sous-section s'adresse aux parents qui souhaitent mieux comprendre comment lire un audiogramme.

L'image ci-dessous présente les résultats de l'audiogramme d'un enfant. Cet enfant a une CAAM. Les nombres situés le long de «l'axe des ordonnées» à gauche indiquent le niveau de décibels (dB) des sons que l'enfant a reçus pendant le test, plus communément appelé volume. Les nombres situés en haut de l'axe x du diagramme indiquent la fréquence de ces sons. Plus un enfant doit entendre un son fort, plus sa perte auditive est grave.

Dans ce diagramme, la ligne reliant les triangles rouges représente la fonction du nerf auditif, saine et normale. La ligne reliant les points verts représente le niveau de perte auditive de transmission due à la CAAM. La ligne en pointillé jaune représente le lieu où se trouve généralement le discours conversationnel normal. L'écart entre les deux lignes est appelé «espace air-os», ce qui signifie une perte auditive conductive. Ce type de perte peut être imité dans une oreille normale en bouchant le conduit auditif avec un doigt.

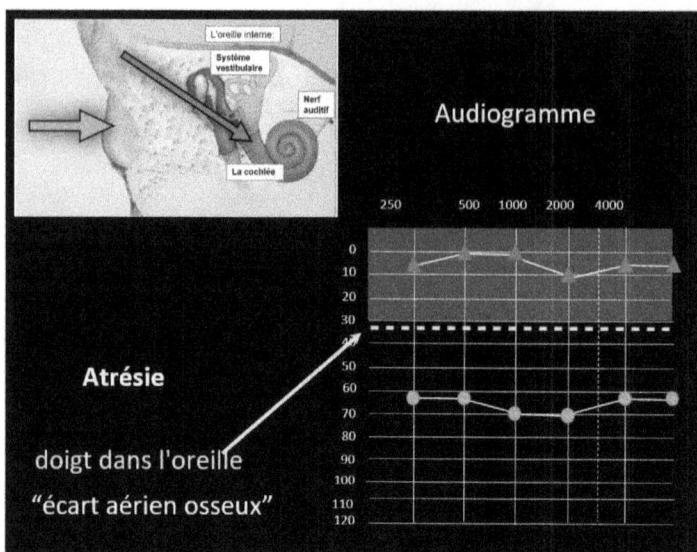

Atrésie

doigt dans l'oreille

"écart aérien osseux"

Exemples de niveaux de conduction aérienne et osseuse tels qu'illustrés sur un audiogramme. La ligne rouge représente les niveaux de conduction osseuse ou la fonction nerveuse de l'audition. La ligne verte représente les niveaux de conduction aérienne. L'écart entre les deux lignes indique une perte auditive conductrice, caractéristique de la CAAM. La ligne jaune représente les niveaux d'audition si le conduit auditif était bouché avec un doigt.

Comme vous pouvez le constater, l'oreille de ce patient n'entend que des volumes de 60 dB ou plus, tels que des cris. Cela signifie que le patient n'entend pas un discours de conversation normal.

Audiométrie de jeu conditionné (CPA)

L'audiométrie en jeu conditionné (CPA) utilise les mêmes paramètres de test de base qu'un audiogramme classique. Cependant, un élément essentiel des tests de CPA consiste à inciter un enfant à regarder un jouet intéressant lorsqu'un son se produit. Pendant le conditionnement, le jouet utilise généralement le mouvement et la lumière en même temps qu'un son est émis. Une fois la formation initiale terminée, l'audiologiste pédiatrique peut dire quand l'enfant entend un son en travaillant à l'inverse. Lorsque l'enfant attend avec impatience le jouet, le testeur émet un son. Si l'enfant se détourne du jouet en direction du son, cela signifie qu'il a bien entendu le son. Les tests de CPA peuvent généralement être effectués chez les enfants âgés de 1 an et demi à 2 ans.

Test objectif

Le test objectif utilise des signaux électriques ou mécaniques pour confirmer que le patient a entendu un son au lieu du retour expressif conscient des patients lors du test. Ce type de test est donc adapté aux nourrissons ou aux enfants trop jeunes pour communiquer ce qu'ils entendent et quand. Il convient également aux patients atteints d'autres affections médicales, telles que l'autisme, qui pourraient les empêcher de participer efficacement à des tests subjectifs.

Comment ça marche?

Chez les nourrissons, l'audiologiste pédiatrique mesure exclusivement les réponses électriques générées par le système auditif du patient et / ou son cerveau afin de déterminer si le son est reçu et traité. Les nourrissons doivent être profondément endormis et rester complètement immobiles pour que les résultats des tests objectifs optimaux soient déterminés. Sinon, l'activité musculaire produira une activité électrique pouvant submerger les minuscules signaux provenant des signaux auditifs du cerveau.

Pour cette raison, les tests objectifs sont généralement coordonnés autour de la sieste et utilisent des médicaments en vente libre qui causent de la somnolence, tels que Benadryl. Parfois, une sédation et même une anesthésie générale sont nécessaires pour effectuer des tests objectifs.

Types de tests objectifs de perte auditive

Il existe trois types les plus courants de tests objectifs de perte auditive.

Réponses auditives du tronc cérébral (ABR)

Un ABR est le test objectif le plus couramment utilisé pour déterminer si une déficience auditive est présente. Les tests ABR produisent des résultats en générant plusieurs centaines de clics sonores large bande et en enregistrant les réponses. Ces réponses ressemblent à des sons de tic-tic-tic. Ils sont fournis à l'oreille avec un dispositif de conduction osseuse pour tester la fonction nerveuse de l'audition ou par conduction aérienne dans ou sur le conduit auditif.

Des centaines de clics sont libérés. Lorsque le son se propage de l'oreille au cerveau, les ondes cérébrales peuvent être mesurées à l'aide d'électrodes sensibles situées sur le cuir chevelu et le front. Lorsque le son est «entendu», une forme d'onde de configuration standard est produite. Si aucun son n'est «entendu», aucune forme d'onde n'est produite.

Les ABR ne pouvant fournir autant d'informations spécifiques sur chaque fréquence qu'un audiogramme, ils sont généralement utilisés pour déterminer si le nerf auditif fonctionne normalement.

Étant donné que le test mesure les impulsions électriques minuscules et que les mouvements musculaires, quels qu'ils soient, génèrent des impulsions électriques, le sujet doit rester immobile pendant le test. Cela ne peut être accompli que pendant le sommeil ou la sédation pour obtenir des résultats précis. Dans la plupart des cas, le test peut être effectué pendant la sieste chez les jeunes enfants. Les enfants qui ont du mal à rester immobiles auront besoin d'une sédation ou parfois d'une anesthésie générale pour plus de précision.

La durée du test est généralement d'une à deux heures et nécessite que l'audiologiste pédiatrique sélectionne les formes d'onde correctes.

Réponse en état d'équilibre auditif

Un examen de réponse auditive à l'état stable (ASSR) utilise certains des mêmes équipements qu'un examen ABR. Il s'agit d'une technologie plus récente disponible dans le commerce aux États-Unis depuis qu'elle a été approuvée par la FDA en 2001. Global Hearing propose des tests ASSR au lieu des tests ABR car nous pensons que ce test est plus efficace.

Au lieu de présenter le son à l'aide de clics sonores à bande large ou étroite, un ASSR modifie simultanément la sortie sonore, tant en intensité qu'en fréquence légèrement plus basse et plus élevée. Une analyse informatique sophistiquée produit des enregistrements de données dans un format similaire à un audiogramme du type précédent, avec des résultats plus détaillés sur les fréquences spécifiques de la déficience auditive.

Encore une fois, le test ASSR exige que le sujet soit immobile. Le test ASSR peut être effectué plus rapidement que le test ABR, nécessitant généralement une heure. À l'heure actuelle, tous les centres ne disposent pas de cette technologie avec des audiologistes pédiatriques correctement formés.

Emissions Oto-Acoustiques (OAE)

Comme discuté précédemment, les cellules nerveuses réceptrices de la cochlée (également appelées cellules ciliées) captent le son vibratoire de l'énergie qui circule dans l'oreille interne et le transforment en impulsions électriques. Les cellules ciliées transmettent l'énergie électrique à la voie auditive, où elle est transportée dans le cerveau pour y être traitée. Lorsque les cellules ciliées reçoivent et transforment l'énergie vibratoire, elles ont un «petit contretemps». Les minuscules contractions des cellules ciliées produisent un son minuscule - qui est transmis en sens inverse à partir de l'oreille interne, à travers les os de l'oreille moyenne et revient au tympan - où il est libéré dans le conduit auditif.

Ce type de test ne peut être effectué qu'en présence d'un conduit auditif et d'un tympan normaux; il n'est donc utilisé que dans l'oreille non touché chez les patients CAAM. Le son produit par les minuscules contractions est beaucoup trop petit pour être entendu par nos propres oreilles. Cependant, une instrumentation délicate peut détecter et mesurer ce son.

Pensez aux vieux films sous-marins dans lesquels l'homme-sonar envoie un «ping» et attend le retour du son. De manière brute, c'est ce que fait le test des émissions oto-acoustiques (OAE). Les pings qui reviennent (ou les émissions otoacoustiques) indiquent que des cellules ciliées sont présentes et actives. Comme la plupart des troubles auditifs neurosensoriels impliquent un trouble de la fonction des cellules ciliées, ces informations sont extrêmement utiles. Dans la pratique, si une émission otoacoustique est entendue, nous savons que le patient a une audition comprise entre 0 et 25 dB, considérée dans les limites de la normale.

Plusieurs sources peuvent provoquer des résultats de test OAE inexacts. Le liquide dans l'oreille moyenne submergera le son généré par la minuscule émission otoacoustique et peut indiquer à tort une déficience auditive de l'oreille interne. Par conséquent, il est essentiel que cet examen soit interprété à la lumière d'autres types de tests auditifs par un médecin ou un audiologiste qualifié.

Retour au «H» dans HEAR MAPS

Deux chiffres accompagnent le «H.» Le premier est le score de la fonction nerveuse de l'audition (également appelée conduction osseuse en raison de la manière dont elle est générée). La seconde est le score des tests de conduction aérienne utilisant les catégories suivantes:

1. 0–19 dB
2. 20–29 dB
3. 30–39 dB
4. 40–49 dB
5. 50–59 dB
6. 60–69 dB
7. ≥70 dB

Une personne ayant une audition normale serait un H1.1, où le nerf auditif et la conduction aérienne sont normaux. Quelqu'un avec CAAM pourrait avoir un H1.7, montrant que le nerf auditif est normal et que la conduction aérienne montre une diminution importante de l'audition, ce qui indique une perte importante de l'audition par conductivité. En utilisant cette méthode abrégée, nous documentons et communiquons rapidement l'état de l'audition du patient au cours de notre évaluation en fonction des tests auditifs effectués précédemment.

Il est facile de se concentrer sur l'oreille affectée dans les situations de CAAM unilatérales. N'oubliez cependant pas de tester l'autre oreille «normale»! Dans notre série de patients, 23% des oreilles «normales» avaient une perte auditive. Étant donné que c'est la seule oreille qui permet l'audition avant le traitement de l'oreille CAAM, cela peut avoir un effet important sur la précision de la prononciation de la langue parlée. Si une petite perte auditive est présente dans l'oreille normale, il faut le savoir, car cela affecte le plan de traitement.

Oreille externe (E)

Lorsque la microtie est présente, la formation de l'oreille externe (aussi appelée le pavillon de l'oreille) peut varier considérablement, de la normale à l'absence totale de l'oreille externe. Pour cette raison, nous classons la quantité de malformation dans le cadre du processus d'évaluation dans les catégories suivantes:

- E1: normal
- E2: malformation légère
- E3: malformation modérée
- E4: malformation sévère ou absence d'oreille externe

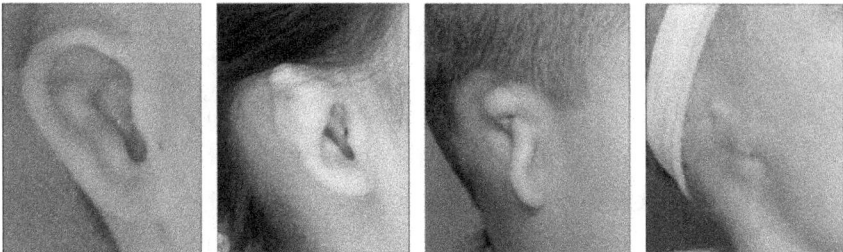

Grade I   Grade II   Grade III   Grade IV

Microtie est classée par la sévérité de la malformation en quatre types.

La plupart des patients atteints de CAAM ont une classification E3 de la malformation microtienne. Les patients ayant une E1 et certains patients ayant une catégorie E2 n'ont pas besoin de reconstruction de l'oreille externe.

En général, plus l'oreille externe est présente, plus la probabilité qu'un patient soit candidat à la création chirurgicale d'un conduit auditif est élevée. Bien sûr, certaines exceptions existent.

Parce que l'apparence de l'oreille externe ne garantit pas le degré de formation de l'oreille moyenne (et pour d'autres raisons que vous entendrez plus loin), un scanner *doit* être effectué pour déterminer le potentiel d'un conduit auriculaire reconstruit chirurgicalement. Certains patients E4 seront candidats à une chirurgie du conduit auditif. Environ 75% des candidats à l'E3 sont des candidats à la chirurgie. Un pourcentage élevé de patients atteints d'E2 peut avoir un conduit auditif si cette voie de traitement est choisie. Cependant, il est impossible de déterminer si un patient est candidat à certains traitements en se basant uniquement sur l'apparence de l'oreille externe.

Score d'atrésie sur TDM (A)

Le TDM (tomodensitométrie) ou scanner est un type spécial de radiographie qui nous permet de visualiser l'anatomie de l'oreille moyenne et interne et de déterminer les chances de succès d'un conduit auditif. Les analyses sont effectuées lorsque les patients sont encore immobiles et ne prennent que quelques minutes à compléter. Chez les petits enfants, il est possible d'effectuer des analyses au moment de la sieste, mais en fonction du niveau d'activité de votre enfant, une sédation peut être nécessaire. **Nous recommandons au plus tôt un scanner à 2,5 ans** pour déterminer la candidature à la correction chirurgicale de la CAAM. Dans certains cas, votre ORL peut recommander une analyse plus tôt dans la vie si des problèmes spécifiques doivent être évalués plus tôt. Cependant, comme l'oreille se développe très rapidement au cours des deux premières années et demi de la vie, nous devons laisser le temps aux structures de l'oreille de mûrir convenablement avant de pouvoir utiliser le scanner pour prédire nos chances de succès avec la chirurgie. Si les analyses sont effectuées avant l'âge de 2,5 ans, le plus souvent, il est nécessaire de les répéter à 2,5 ans pour évaluer l'anatomie de l'oreille et attribuer un score spécifique à utiliser dans le protocole d'évaluation de HEAR MAPS.

Les algorithmes informatiques permettent d'obtenir des images permettant une évaluation sous différents angles. Dans l'oreille, nous pouvons également utiliser un logiciel informatique pour éliminer les tissus mous et examiner l'os.

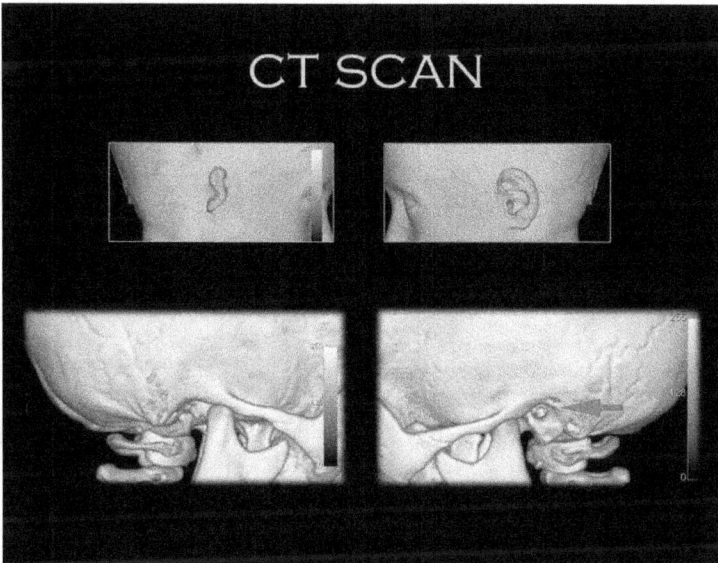

Un exemple de modèle généré par ordinateur d'un patient avec CAAM à droite. La flèche rouge indique la présence d'un conduit auditif normalement développé sur le côté gauche. Sur l'image opposée, il est évident qu'aucun

conduit auditif ne s'est développé du côté droit, ce qui est caractéristique de la CAAM.

L'image ci-dessus montre un garçon de trois ans atteint à droite d'une CAAM. Au niveau de la flèche rouge, un conduit auditif existe sur le côté gauche sous la forme d'une ouverture dans l'os. Sur le côté droit, cependant, aucune ouverture n'est présente.

En utilisant les mêmes données d'une manière différente, nous pouvons modifier l'image pour afficher différentes tranches photographiques de l'oreille et des structures environnantes, un peu comme si une miche de pain était tranchée. En regardant toutes les tranches de manière séquentielle, les chirurgiens obtiennent une image de l'anatomie 3D de l'oreille. Dans l'exemple suivant du même patient, l'os est blanc, l'air est noir et le tissu est gris.

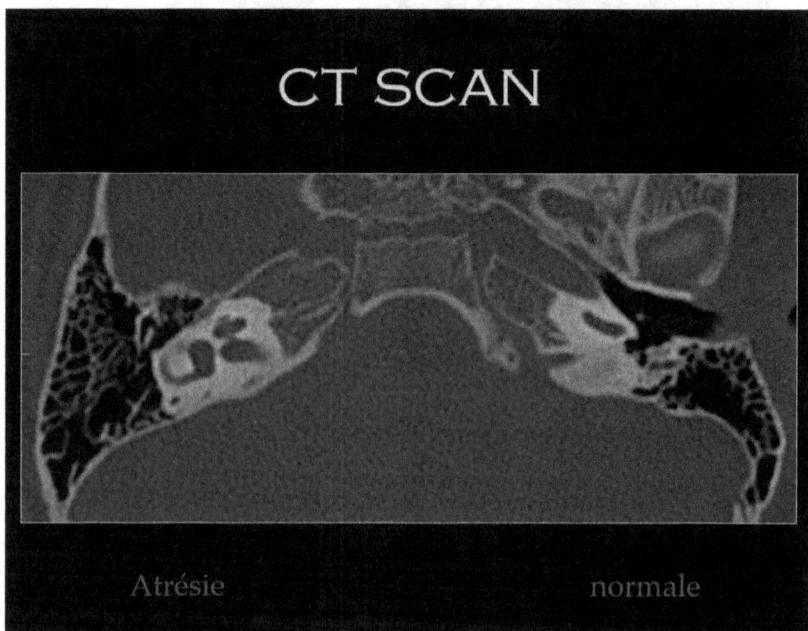

CT SCAN

Atrésie   normale

Un scanner montrant une oreille normale à gauche (côté droit de l'image) avec conduit visible, comparé à une atrésie complète à l'oreille droite (côté gauche de l'image).

Quand je regarde de tels scans, je les note avec l'échelle suivante pour donner un score numérique de 1 à 10[5]. Plus le score est élevé, meilleures sont les chances de réussite. Comme nous le verrons plus tard, le score de l'analyse estime la probabilité d'obtenir un bon résultat auditif si le conduit de l'oreille était corrigé chirurgicalement. Différentes parties de l'anatomie obtiennent des points différents, et le total donne un score global.

Score d'atrésie (Total de points possibles)	
Oreille externe	1
Espace oreille moyenne	1
Développement de la mastoïde	1
Fenêtre ronde	1
Fenêtre ovale	1
Stapes (étrier)	2
Incus (enclume) - osselet	1
Malleus - Articulation de l'enclume	1
Nerf facial	1
Score total possible	**10**

Il est important que le chirurgien qui effectue l'opération examine personnellement le scanner. Je vérifie moi-même chaque scan envoyé et je ne procéderai pas à une opération ou ne réserverai pas une date chirurgicale avant que cela ne se produise.

En lisant le TDM, je n'attribue des points qu'aux parties de l'anatomie qui sont normales. En examinant rapidement ci-dessus, vous constaterez qu'une anomalie de l'oreille externe soustrait un point, de sorte que le score le plus élevé que la plupart des patients puissent obtenir avec une CAAM est un 9. Plus tard, je partagerai des statistiques sur le pourcentage de réussite avec chaque score et sur l'influence de ces données sur les décisions en matière de planification du traitement.

Dans un faible pourcentage des cas (environ 4% de nos patients évalués dans le monde), une tumeur formée au cours d'un développement désordonné des oreilles peut être présente dans le cadre de la CAAM. Si elle est laissée sur place, cette tumeur continuera de croître et de mettre sa vie en danger de mort. De nombreux médecins et chirurgiens plasticiens ne savent pas ce fait extrêmement important. Chaque année, je suis référé à des patients du monde entier où des oreilles externes ont été reconstruites sur ces tumeurs. Les tumeurs s'appellent **cholestéatomes** . La tumeur se développe lentement et habituellement silencieusement, s'érodant dans l'os de la base du crâne et menace ou blesse le patient plus tard dans sa vie. Ces tumeurs peuvent être identifiées sur un scanner.

En l'absence de traitement, un cholestéatome se développe et s'infiltre dans l'oreille interne, le nerf facial ou même dans le cerveau. Je discuterai de la manière de traiter le cholestéatome dans quelques pages supplémentaires. C'est l'une des raisons pour lesquelles il est important de constituer une équipe de professionnels.

Les résultats à court et à long terme de votre enfant sont donc ce que nous souhaitons.

Les cholestéatomes peuvent être présents sans signe extérieur. Pour cette raison, tous les patients atteints de CAAM doivent passer un scanner avant toute intervention chirurgicale sur l'oreille, peu importe le type, même si le conduit auditif ne sera pas créé chirurgicalement!

Enfin, le tracé du nerf facial à travers l'oreille peut être tracé sur des tomodensitogrammes de qualité. Le chirurgien pratiquant une chirurgie pour une CAAM doit étudier le scanner pour comprendre où passe le nerf facial. Dans de rares cas, le nerf facial est dans une position où il pourrait être plus facilement endommagé. Évidemment, il s'agit d'un détail anatomique qui est mieux déterminé par le scanner préopératoire, plutôt que dans la salle d'opération pendant la chirurgie

---

Le classement par tomodensitométrie détermine si un patient est candidat à une chirurgie du conduit auditif et constitue le seul moyen de détecter des affections potentiellement menaçantes non visibles à l'extérieur de l'oreille malformée. Chaque enfant avec une CAAM en a besoin.

Le scanner du patient est le facteur le plus important pour déterminer si une opération du conduit a de bonnes chances de succès. Avec un scanner de 6 ou plus, la chirurgie du conduit est recommandée. Des scores de 4 ou moins justifient rarement la création d'un conduit auditif. Des scores de 5 ou à la frontière peuvent avoir un sens dans certaines situations et pas dans d'autres.

CANDIDATURE POUR UN CONDUIT

- Classement
  - < 5   Reconstruction rare (sauf pour HD)
  - 5   Reconstruction d'un peu de bilatéral
  - 6-7   Chance suffisante de succès
  - 8-10   Très bonne chance de succès
- Chirurgie semi-urgente
  - Cholestéatome, certains cas
  - Drainage d'oreille et/ ou de paralysie faciale

(Succès défini comme seuil d'audience 0-30 dB)

La qualité tomodensitométrique détermine la candidature à la chirurgie.

L'interprétation et la discussion des résultats de la tomodensitométrie avec le chirurgien de votre choix sont essentielles au succès du traitement du conduit auditif et du tympan afin de permettre une audition normale à l'oreille.

Dans deux cas, une intervention chirurgicale urgente peut être nécessaire. Le premier concerne le cholestéatome, qui est traité plus en détail ci-dessous. La seconde concerne une infection incontrôlée de l'oreille moyenne dans l'oreille de l'atrésie, qui peut se propager pour blesser le nerf facial ou le cerveau, produisant une méningite.

Lobe d'oreille résiduelle (R)

Le lobe de l'oreille est presque toujours présent dans la CAAM. Il est situé anormalement - généralement verticalement - et déplacé vers le visage. Néanmoins, le lobe d'oreille est une pièce importante du tissu que nous utilisons pour fabriquer un lobe d'oreille en position normale. Sur le plan chirurgical, si possible, il est laissé en place, mais déplacé dans la bonne position pour correspondre au côté opposé. La quantité de tissu de lobe restant est classée de la manière suivante:

- R1: Normal
- R2: Réduit
- R3: Absent
- R4: Déplacé

Mandibule (M)

La mandibule est le terme médical pour la mâchoire. Vingt-trois pour cent des milliers de patients de notre base de données internationale ont une anomalie de la mâchoire associée à la CAAM du même côté que l'état de l'oreille. La maladie a été décrite comme une microsomie hémi-faciale (HFM).

La plupart des patients présentant une anomalie de la mâchoire n'ont pas besoin de traitement. Comme vous le voyez dans la section ci-dessous sur la GFH, certains patients présentant des anomalies graves de la mâchoire nécessitent une reconstruction pour allonger la mâchoire. Dans l'exemple ci-dessous, un scanner montre la mâchoire gauche, ce qui est anormal par rapport à la droite. (Ce serait un M3 sur le score de HEAR MAPS.)

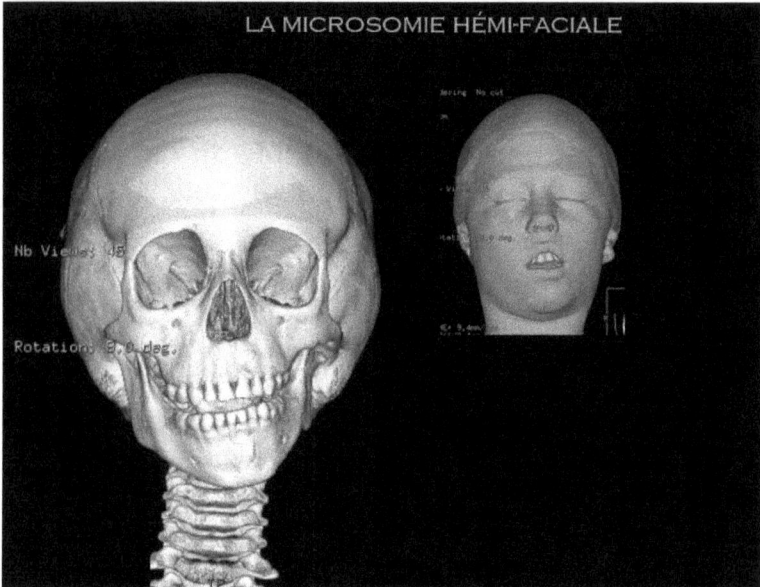

Une reconstruction par tomodensitométrie de la microsomie hémifaciale et du sous-développement de la mâchoire gauche par rapport à la droite.

Le M signifie mandibule - le nom médical de la mâchoire - et est décrit comme suit:

- M1: Normal
- M2: Légèrement réduit
- M3: Modérément réduit
- M4: Sévèrement réduit ou absent

Asymétrie des tissus mous du visage (A)

De la même manière, la taille des tissus mous du visage peut être réduite du côté de l'oreille affectée. Cela peut être associé à une anomalie de la mâchoire (et c'est généralement le cas) mais peut également exister avec une anatomie de la mâchoire normale (un M1 ci-dessus). Pour maximiser la symétrie du visage et l'apparence de l'enfant, une augmentation tissulaire peut être réalisée en même temps qu'une reconstruction de l'oreille. Le plus souvent, nous retirons la graisse de l'abdomen lors de la liposuccion et la transférons sur la joue, où elle comble la carence et améliore la symétrie du visage.

- A1: Normal
- A2: Légèrement réduit
- A3: Modérément réduit
- A4: Sévèrement réduit

Paralysie Faciale (P)

Le nerf facial descend du cerveau à travers l'os de l'oreille interne. Il sort en dessous et profondément sous l'oreille, où il traverse les glandes salivaires pour atteindre les muscles du visage. Chaque côté a un nerf qui court le long des muscles du même côté du visage.

Rare, mais important, la fonction nerveuse faciale est anormale dans le cadre de la malformation associée à la CAAM. Le nerf facial est situé dans un endroit anormal par rapport à une oreille normale et doit être soigneusement évalué à l'aide d'un scanner pour déterminer la sécurité de la chirurgie[6]. La quantité de mouvement lorsqu'un enfant ou un adulte sourit, cligne des yeux et fait bouger les autres muscles du visage nous permet d'évaluer la quantité de fonction nerveuse faciale présente. Une fonction nerveuse faciale réduite peut signifier une formation ou une position anormale du nerf et doit être étroitement liée au scanner pour déterminer si une intervention chirurgicale ou un autre traitement est conseillé. Une fonction nerveuse faciale anormale réduit, mais n'exclut pas, la possibilité de création d'un conduit auditif.

Nous utilisons l'échelle nerveuse faciale développée par les Drs. House et Brackmann, qui ont décrit à l'origine la fonction nerveuse faciale après certaines tumeurs pouvant impliquer le nerf facial. Nous l'avons adapté à nos besoins ici:

- P1: Normal
- P2: Légèrement réduit
- P3: Modérément réduit
- P4: Sévèrement réduit
- P5: Pas de mouvement, tonus normal
- P6: Paralysie complète, pas de tonus

Syndromes (S)

Enfin, nous documentons si un syndrome connu associé à une CAAM est présent. Veuillez consulter la section sur les tests génétiques ci-dessous pour plus d'informations sur les différents syndromes. Notre fiche HEAR MAPS documente s'il existe un syndrome et, le cas échéant, qui est présent. Les patients atteints de certains syndromes peuvent avoir des besoins importants et sont encore plus rares que les CAAM.

- S1: pas de syndrome
- S2: syndrome présent

Exemple de score HEAR MAPS d'un patient

Voici un exemple d'enfant avec CAAM avec son score HEAR MAPS.

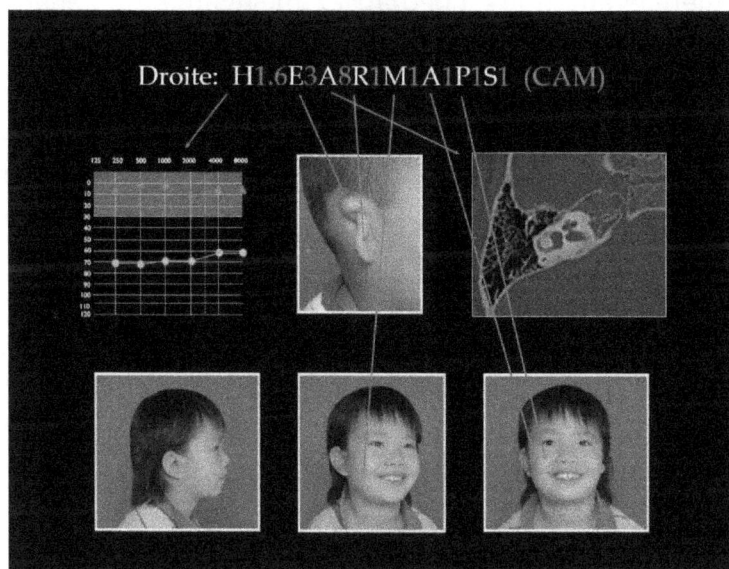

Droite: H1.6E3A8R1M1A1P1S1 (CAM)

Ses parents ont choisi de reconstruire son conduit auditif et son oreille externe en même temps par le biais d'une intervention chirurgicale appelée réparation combinée Atrésie Microtie. (Il est décrit complètement ci-dessous.) Son audition est revenue à la normale.

Dépistage génétique

Huit pour cent de nos patients CAAM dans le monde ont un syndrome génétique identifiable. Ce pourcentage augmentera à mesure que notre capacité à tester les gènes s'améliorera.

Tous les patients devraient faire l'objet d'une évaluation générale initiale par leur pédiatre. Si tout est normal, aucune autre évaluation n'est recommandée. Si des anomalies ou des questions se posent lors de la première évaluation en pédiatrie, une évaluation génétique minutieuse par un spécialiste en génétique ou en pédiatrie du développement est nécessaire. Vous pouvez trouver ces professionnels dans les grands centres médicaux, disponibles sur rendez-vous. Dans certains cas, votre pédiatre généraliste peut vous aider ou effectuer ce service, surtout si vous vivez dans une région éloignée des grands centres médicaux ou des universités.

Les tests génétiques sont importants pour détecter d'autres troubles, s'ils sont présents, qui dépassent et sont parfois plus menaçants que la CAAM.

Par exemple, les syndromes génétiques qui produisent la CAAM peuvent affecter le cœur et les reins, et ces conditions peuvent rester silencieuses jusqu'à ce qu'un problème grave se manifeste si elles ne se manifestent pas au début de la vie d'un enfant. L'évaluation par un spécialiste comprend les éléments suivants:

- Un examen physique complet

- Antécédents familiaux de pathologies liées aux caractéristiques de certains syndromes

- Tests tels que scans et rayons X
  o Chez certains patients, l'évaluation du matériel génétique est réalisée par un frottis de l'intérieur de la joue ou un test sanguin. Tous les gènes qui causent la CAAM ne peuvent pas être identifiés… pour l'instant.

Liste des syndromes génétiques

Voici une liste des syndromes génétiques que notre équipe a évalué et qui sont les plus fréquents chez les patients CAAM. Notez que certains portent le nom du scientifique qui a découvert la maladie:

Dysostose mandibulo-faciale (Treacher Collins)

Dysplasie oculo-auriculo-vertébrale (microsomie hemifaciale)

Dysplasie oculo-auriculo-vertébrale (syndrome de Goldenhar)

Suppression du chromosome 13

Dysostose cranio-faciale (Crouzon)

Pfeiffer

ACPS 1 (Apert)

Nager / Miller

Oculo-Auriculaire-Vertébral

Klinfelter's

Fusion congénitale des vertèbres cervicales (Klippel-Feil)

Branchio-oto-rénal

Syndrome Pierre Robin

Syndrome de VACTERL

Syndrome de Di George (suppression de 22q11.2)

Syndrome de CHARGE

Chromosome 18q-

Mosaïque du chromosome 18

Trisomie 13 (syndrome de Down)

Chapitre en revue

HEAR MAPS standardise l'évaluation de la CAAM et favorise l'efficacité du diagnostic, du traitement et de la communication tout au long de la vie de votre enfant, pour votre famille et pour l'équipe de professionnels de la santé de votre enfant.

Les tests auditifs sont importants et doivent avoir lieu le plus tôt possible après la naissance afin de mesurer la santé du nerf auditif, le degré de perte auditive et les syndromes associés.

Il est important d'évaluer l'état de l'audition des deux oreilles, qu'elles soient ou non affectées par CAAM. Vingt-trois pour cent des patients de la base de données mondiale de Global Hearing ont une perte auditive à l'oreille non affectée par la CAAM.

Chapitre 4

Traitement

Chapitre en un coup d'œil

POUR COMMENCER: Quand et comment commencer un traitement, y compris comment former une équipe de professionnels de la santé hautement qualifiés

L'HISTOIRE: Une brève histoire du traitement médical de la CAAM

CHIRURGIE ET AU-DELÀ: Les meilleures pratiques pour la préparation, la guérison et le rétablissement

Quand devrions-nous commencer le traitement?

Déterminez la perte auditive de votre enfant le plus tôt possible et commencez le traitement dès que vous le pouvez s'il existe des conditions pouvant être corrigées. Plus vous attendez, plus la perte auditive affectera considérablement le développement de votre enfant. Dans nos conférences à travers le monde, nous recommandons aux parents d'y assister même si leur enfant n'a que quelques semaines. Vous commencez à apprendre et nous commençons à remplir le score de HEAR MAPS et à élaborer un plan de traitement. Votre enfant étant en âge de subir des tests, nous serons prêts à planifier le traitement. En règle générale, un scanner à l'âge de 2,5 ans est le dernier test nécessaire avant la fin du traitement.

Constituez une équipe de professionnels de la santé

La première question à vous poser est «De qui ai-je besoin dans mon équipe pour prendre soin de mon enfant? » Voici ce que je suggère.

équipe de soin

- Pédiatre
  - › *évaluation médicale et bon suivi des enfants*
- Spécialiste en tests auditifs (audiologiste)
  - › *teste de l'audition et ajuste les prothèses auditives*
- Otologue
  - › *décisions d'audience et développement auditif*
- Chirurgien plastique
  - › *Reconstruction de l'oreille externe (pavillon)*
- +/- Chirurgien craniofacial
  - › *reconstruction de la mâchoire et du visage si nécessaire*

Une liste des professionnels de la santé à inclure dans «l'équipe de soins» de votre enfant, ainsi qu'une brève description de leur rôle.

Pédiatre

Votre pédiatre local est un membre essentiel de l'équipe de votre enfant. Il ou elle agira en tant que votre personne de référence et urgente pour la plupart des besoins médicaux durant l'enfance. Il ou elle pourrait également être en mesure d'évaluer la présence d'un syndrome chez votre enfant. Votre pédiatre se chargera des aspects importants des soins de santé essentiels à la santé des oreilles, tels que la vaccination et le suivi du développement physique.

Spécialiste du test auditif (audiologiste)

Tandis qu'un spécialiste des tests auditifs est appelé audiologiste dans la plupart des pays, les médecins remplissent des fonctions similaires dans certains pays. Comme indiqué dans la section Tests et évaluation, différentes technologies sont nécessaires pour fournir des informations cruciales sur l'audition de votre enfant au fil du temps. Un spécialiste des tests auditifs saura quelles technologies sont nécessaires.

Si un audiologiste pédiatrique est à votre disposition, mettez-en un dans votre équipe.

L'expérience de l'audiologiste pédiatrique en matière d'évaluation de la perte auditive et de traitement de l'enfance est extrêmement bénéfique pour les soins que vous apportez à votre enfant. Dans certains cas, des appareils auditifs sont nécessaires et les audiologistes pédiatriques accordent et entretiennent les appareils utilisés. Comme avec votre pédiatre, il est préférable de trouver un audiologiste pédiatrique près de chez vous si possible, car des visites régulières sont nécessaires.

Otologue (médecin ORL)

Un otologue (ce que je fais) concentre sa pratique sur le traitement de la maladie de l'oreille. Quelques-uns se concentrent même sur le traitement des maladies de l'oreille chez les enfants. L'ORL est chargé de vous aider à interpréter les tests de diagnostic après les avoir prescrits, à évaluer l'anatomie de l'oreille de votre enfant, à interpréter les tomodensitogrammes et à effectuer une intervention chirurgicale si nécessaire. Cette personne n'a pas besoin d'être située près de chez vous.

Chirurgien plastique

Un chirurgien plastique est responsable de la correction chirurgicale de la déformation de l'oreille externe de la CAAM. Choisissez un chirurgien plastique spécialisé dans la technique de reconstruction, que je décris plus tard, que vous préférerez . Votre chirurgien plastique n'a pas besoin d'être situé près de chez vous.

Chirurgien craniofacial

Chez environ 10% de tous les patients, un chirurgien cranio-facial est nécessaire pour coordonner et fournir les soins de la mâchoire et parfois des anomalies faciales associées à la CAAM ou à des syndromes apparentés. Les chirurgiens cranio-faciaux sont spécialement formés à la chirurgie de la mandibule (ou de la mâchoire), de la partie moyenne du visage et des soins orthodontiques et dentaires. Cette personne peut vivre loin de chez vous si elle n'est pas disponible dans votre voisinage immédiat. Votre chirurgien craniofacial peut fréquemment travailler avec des orthodontistes locaux si nécessaire.

Premiers pas

Une fois que les parents ont réuni leur équipe de professionnels de la santé, la question naturelle à poser est la suivante: «Que dois-je faire ensuite? Je suggère ce qui suit **les Premiers pas** d'éléments d'action:

premiers pas 27%

- Tests d'audition
  - *Au niveau de l'oreille touchée + oreille «non affectée»*
- Évaluation du syndrome congénital
  - *atresiarepair.com - 12 Syndromes*
- Parole et Langage Dx / Rx
  - *la ligne de base permet un suivi*
- Consultation ORL précoce: Plan
- Candidature chirurgicale: CT @ 2.5 ans

Une liste des professionnels de la santé à inclure dans «l'équipe de soins» de votre enfant, ainsi qu'une brève description de leur rôle.

Dès que possible après la naissance, un test auditif doit être effectué pour déterminer si l'oreille interne et le nerf auditif dans l'oreille de la CAAM sont intacts et fonctionnent normalement.

Rappelez-vous, ne commettez pas l'erreur facile et tentante de vous concentrer uniquement sur l'oreille avec la CAAM.

Selon notre expérience, 23% des enfants avec une CAAM unilatérale ont une perte auditive dans leur «bonne» oreille.

Si la perte auditive est présente du côté non affecté par la CAAM, des implications sérieuses sur le développement de la parole et du langage sont toujours possibles. Heureusement, cette perte auditive peut généralement être traitée facilement et rapidement.

Par l'intermédiaire de votre pédiatre, il est important de rechercher l'un des syndromes connus pour causer la CAAM. Beaucoup d'entre eux sont identifiables à la naissance, mais certains peuvent émerger plus tard, et un suivi continu est important. Si vous avez la chance d'être à proximité d'un grand centre médical, un pédiatre spécialisé dans l'identification et le traitement des syndromes génétiques peut être disponible. Votre pédiatre saura si un tel individu existe. Ces spécialistes s'appellent des pédiatres du développement.

À compter d'environ un an de vie, la consultation d'un orthophoniste peut être une bonne idée. Par exemple, s'il s'agit de votre premier enfant, vous n'êtes pas habitué à ce qui serait considéré comme normal pour son âge. Un orthophoniste peut comparer le développement de la parole et du langage de votre enfant à celui des autres enfants de son âge. Ils peuvent également être enrôlés dans votre équipe de traitement pour effectuer une orthophonie afin de développer le vocabulaire, la parole et la structure de la phrase de votre enfant. Dans certains contextes, des écoles spécialisées capables d'éduquer et de développer la parole chez les enfants malentendants sont disponibles et peuvent constituer un ajout phénoménal au début de la vie de votre enfant. Au fil du temps, notre objectif est de faire en sorte que les enfants malentendants soient inscrits et fonctionnent normalement dans le système scolaire. Un orthophoniste saura quelles ressources sont disponibles dans votre région.

Au cours de la première année de vie de votre enfant, identifiez et développez une relation avec un ORL. Ce médecin interprétera et appliquera les informations de diagnostic générées par les audiologistes pédiatriques et les orthophonistes et vous aidera à élaborer un plan de traitement. En outre, si des étiquettes cutanées ou un excès de tissu ou des anomalies doivent être retirés tôt après la naissance, il / elle effectuera cette procédure mineure pour votre enfant sans perturber les options tissulaires à utiliser ultérieurement dans le processus de reconstruction. Votre ORL peut également interpréter les tomodensitogrammes et effectuer des interventions chirurgicales.

Au moment où votre enfant a environ deux ans et demi, vous devez sélectionner une option de reconstruction de l'oreille externe et ajouter un chirurgien plasticien à l'équipe. Cela aide beaucoup (et améliore les résultats) si les membres de l'équipe communiquent bien, ont l'habitude de travailler ensemble et coordonnent bien le traitement.

Une brève perspective historique du traitement de CAAM

Une brève revue de l'art du traitement de la CAAM peut être utile pour commencer à apprendre les options chirurgicales.

Traditionnellement, la réparation microtienne était réalisée à l'aide d'une technique de greffe de côte et comprenait trois ou quatre chirurgies distinctes débutant entre 5 et 7 ans, après que les côtes atteignent une taille suffisante pour créer une oreille externe. En utilisant ces techniques décrites il y a plusieurs décennies, des sections de trois côtes séparées ont été retirées de l'avant de la paroi thoracique et utilisées pour former un échafaudage imitant l'oreille externe. L'échafaudage des côtes a ensuite été inséré sous la peau pour reconstruire le défaut microtien. Ce processus a nécessité plusieurs interventions chirurgicales distinctes et a duré plusieurs années. Une fois la réparation de la microtie de greffe de côte réalisée, généralement entre 10 et 12 ans environ, une opération du conduit de l'oreille serait alors effectuée.

Comme vous l'avez lu ci-dessus, il est bien connu que la stimulation d'un sens au cours d'une période critique du développement est cruciale pour le développement de ce sens, par exemple la période critique du développement de la parole décrite au chapitre 1. Dans les années 1990, j'ai été le premier chirurgien à pratiquer une chirurgie du conduit de l'oreille avant la réparation de la microtie. Ce changement a été mis au point pour fournir une audition au cerveau en développement et aux centres de langage des enfants atteints de CAAM tôt dans leur trajectoire de développement et de vie, à un moment où une stimulation maximale peut se produire. Le nouvel ordre de chirurgie remettait en cause la pratique médicale traditionnelle à l'époque. Avant que je ne fasse ce changement, l'âge moyen de la réparation de l'atrésie était supérieur à 11,2 ans, âge auquel la majorité du développement du cerveau associé au langage est déjà passée.

Nous réalisons maintenant des chirurgies de restauration de l'ouïe à l'âge de trois ans. Les résultats sur l'audition et le développement sont incroyablement différents.

Ma première publication de ce travail a eu lieu en 2009 dans plusieurs revues médicales évaluer par les pairs. Ce changement a été directement facilité par le développement du MEDPOR ™ technique de réparation des microties et réduit le nombre total de chirurgies nécessaires de quatre à deux.

Nos patients étaient satisfaits de cette réduction du nombre de chirurgies, de déplacements, d'absences, de conséquences psychologiques, etc. Je suis très heureux que les jeunes enfants puissent subir des interventions réparatrices sans avoir à subir une opération plus de quatre à six fois. Nous avons également constaté une amélioration de la langue, de la parole et du développement chez nos patients les plus jeunes lorsque l'audition est atteinte tôt dans leur vie.

Plusieurs patients ont ensuite demandé si les chirurgies Atrésie et Microtie pouvaient être pratiquées en même temps. Cette question polie et réfléchie a conduit à une toute nouvelle façon de traiter la CAAM. Aujourd'hui, nous pouvons compléter les procédures du conduit de l'oreille et de l'oreille externe en une seule intervention chez certains patients. Ensemble, Dr John Reinisch et moi avons effectué la première intervention chirurgicale combinée CAAM au monde en janvier 2008. Aujourd'hui, j'ai effectué des centaines de chirurgies CAAM avec plusieurs chirurgiens. Il est maintenant courant que les patients choisissent cette option combinée pour la réparation de la CAAM.

Au cours des 20 dernières années, j'ai intentionnellement ciblé les principaux problèmes, complications et résultats limités par le traitement des enfants et des adultes atteints de CAAM. Ce faisant, nous réalisons de grands progrès dans les domaines où les résultats ont été améliorés. J'ai toujours ma liste originale du début du 21ème siècle. La liste est certainement plus courte maintenant, mais nous espérons apporter d'autres améliorations au fur et à mesure.

Options chirurgicales pour la chirurgie du conduit auditif

Comme vous l'avez appris précédemment, les patients dont le score de scanner est compris entre 6 et 10 sont généralement mieux traités avec la création chirurgicale d'un conduit auditif. Le diagramme ci-dessous aidera à orienter les décisions de traitement. Une tomodensitométrie de l'os temporal doit être réalisée à l'âge de 2,5 ans minimum et pas avant, sauf sur indication d'un professionnel de la santé. Alors que les os de l'oreille interne et de l'oreille moyenne sont complètement développés à la naissance, les os qui les entourent se développent rapidement au cours des premières années de la vie et ne sont pas suffisamment développés pour permettre une candidature chirurgicale avant que l'enfant ait au moins deux ans et demi. C'est à travers cet os qu'un conduit auditif doit être fabriqué. Nous devons attendre que l'os se forme correctement avant de donner un score pour le scanner. Par exemple, nous ne pouvons pas utiliser un scanner à un an, pour déterminer les chances de succès d'une intervention chirurgicale pour réaliser un conduit auditif, car l'os par lequel le conduit doit passer n'est pas encore suffisamment développé.

Notez que les grades 1 à 4 sont mieux traités avec des appareils auditifs implantables, qui sont décrits plus en détail ci-dessous. Des scores de 5 peuvent occasionnellement avoir des canaux créés, comme dans les CAAM bilatérales, mais une restauration complète de l'audition peut être moins probable (mais reste utile chez certains patients).

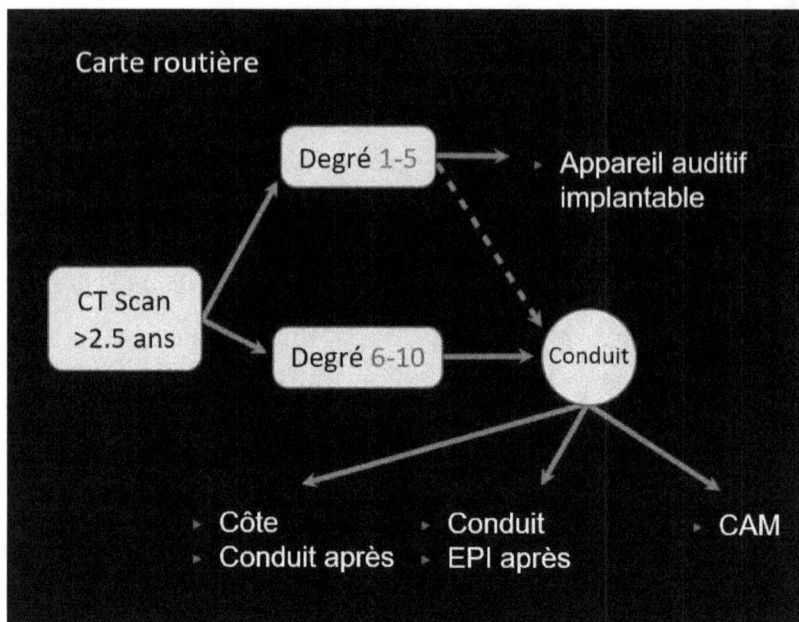

Carte routière

Degré 1-5 → Appareil auditif implantable

CT Scan >2.5 ans

Degré 6-10 → Conduit

Côte · Conduit · CAM
Conduit après · EPI après

Une feuille de route pour les options de plan de traitement basées sur le score de scanner.

Des équipements et des installations chirurgicales complexes sont nécessaires pour donner de grandes chances de succès. La réparation chirurgicale de CAAM est l'une des chirurgies les plus exigeantes sur le plan technique. Les salles d'opération nécessitent un excellent microscope chirurgical, une instrumentation spéciale, des micro-forets, des moniteurs de nerf facial, des prothèses au laser et en polyéthylène microtie poreuses, dans certains cas des prothèses de remplacement osseux personnalisées et, dans d'autres cas, un équipement de liposuccion. Je ne saurais trop insister sur l'importance du bon équipement et du bon personnel pour le succès de la chirurgie du conduit. Comme il s'agit d'une opération difficile, les résultats finaux sont obtenus dans les salles d'opération et par les équipes opérant dans la salle d'opération qui se spécialisent dans cette chirurgie jour après jour, dans le même établissement et avec le même équipement.

En outre, l'anesthésie chez les enfants opérés est une spécialité en soi. J'ai moi-même sélectionné des anesthésistes dans notre centre de chirurgie. Ils sont essentiels à la sécurité et au succès de la chirurgie. Bien que la plupart des parents ne pensent peut-être pas au grand nombre de professionnels nécessaires pour effectuer ces procédures de manière experte, d'excellents membres de l'équipe sont un élément essentiel du succès. Comme pour toute activité humaine, les meilleurs résultats au monde sont obtenus lorsque la même procédure est effectuée à maintes reprises avec la même équipe d'experts travaillant avec les meilleurs équipements dans le même environnement.

Nous appliquons les directives suivantes: «Si nous choisissions cet équipement et cette équipe pour opérer notre enfant, nous ferons de même pour votre enfant».

L'équipement chirurgical nécessaire pour effectuer une réparation d'atrésie au plus haut niveau comprend:

- Moniteur de nerf facial: Des électrodes sont insérées dans les muscles du visage après l'anesthésie du patient. Des moniteurs spécialement conçus sont connectés. Toute stimulation du nerf facial pendant la chirurgie entraînera une contraction musculaire du visage. La contraction

musculaire est détectée et transformée en
une alarme pour alerter le chirurgien et
l'équipe médicale, renforçant ainsi la sécurité
et protégeant le nerf facial des blessures.

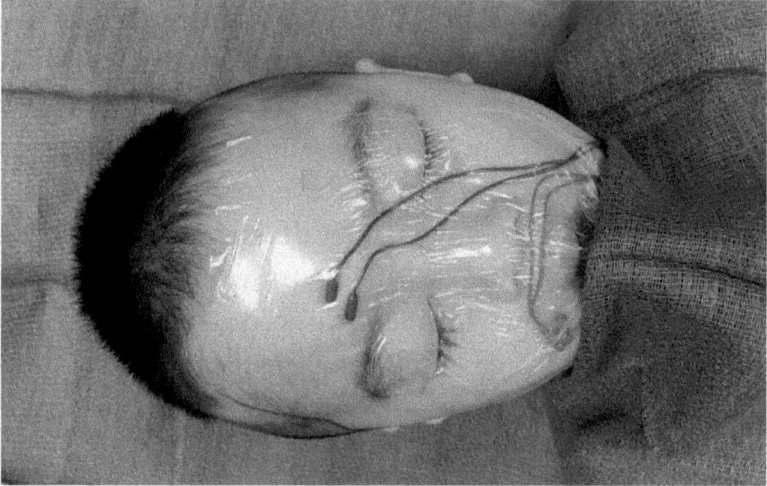

*Moniteurs de nerf facial en place, qui sont utilisés pour se protéger
contre les blessures du nerf pendant la chirurgie.*

- Microscope opératoire et instrumentation
  spécialisée, y compris lasers, dermatomes
  inférieurs au millimètre et micro-forets

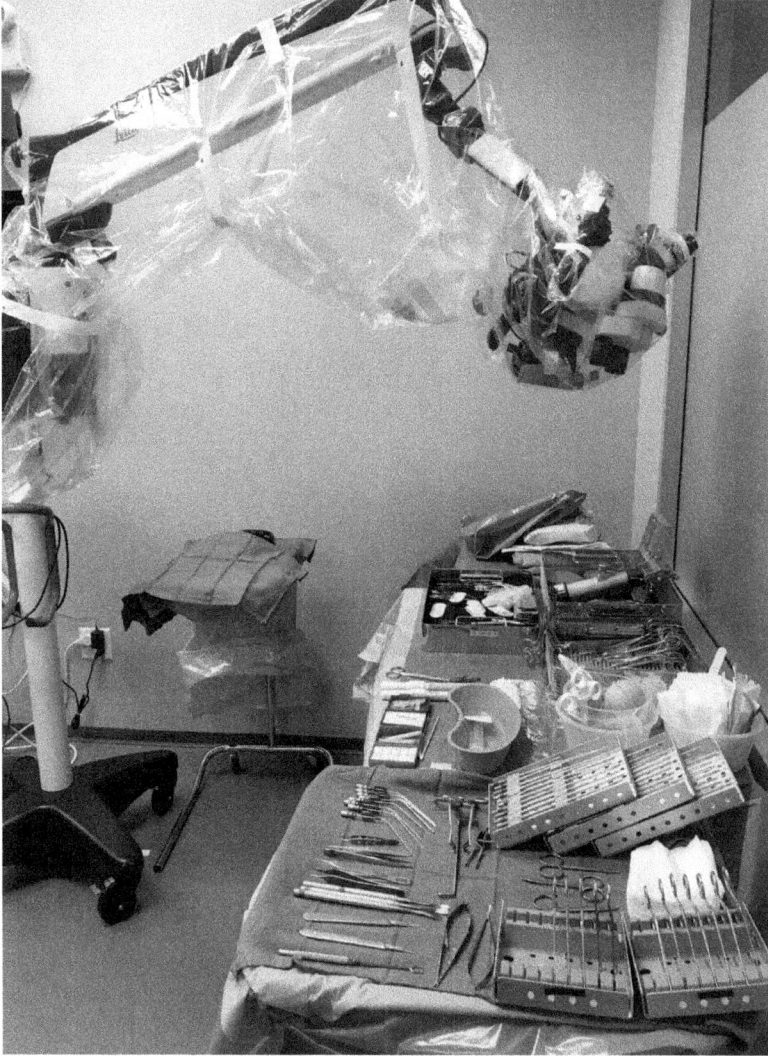

Le microscope opératoire et les nombreux instruments nécessaires à la réussite de la chirurgie CAAM.

Situations de chirurgie du conduit auditif

Comme vous le découvrirez ci-dessous, la chirurgie du conduit auditif peut se produire dans cinq situations:

1. Quand une oreille externe normale est présente sans le conduit auditif ou avec le conduit auditif partiel

2. Une fois la réparation de la microtie de greffe de côte effectuée.

3. Dans un premier temps, six mois ou plus avant une réparation séparée par microtie

4. En même temps que la réparation de la microtie avec une réparation combinée Atrésie Microtie

5. Après réparation de microtie EPI. Cette combinaison est fortement déconseillée car elle met en péril la réparation de la microtie et ne devrait être effectuée que dans des situations inhabituelles.

Voici des images de certains de nos patients qui ont subi une chirurgie du conduit:

Traitement

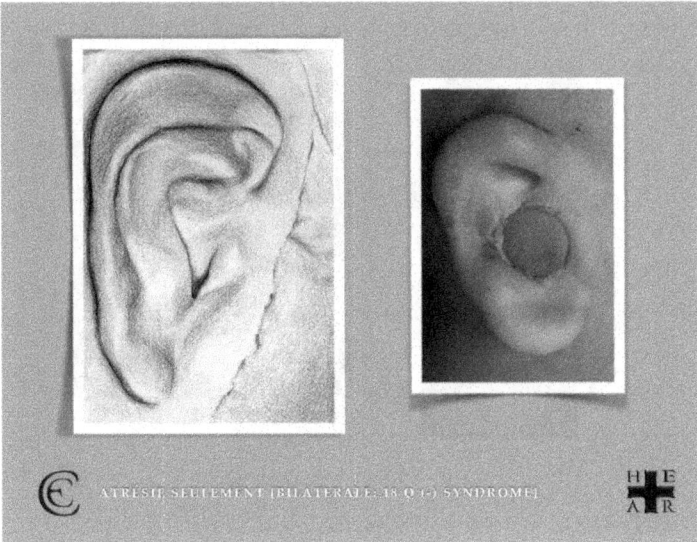

Scénario 1: oreille externe normale avec conduit auditif créé chirurgicalement.

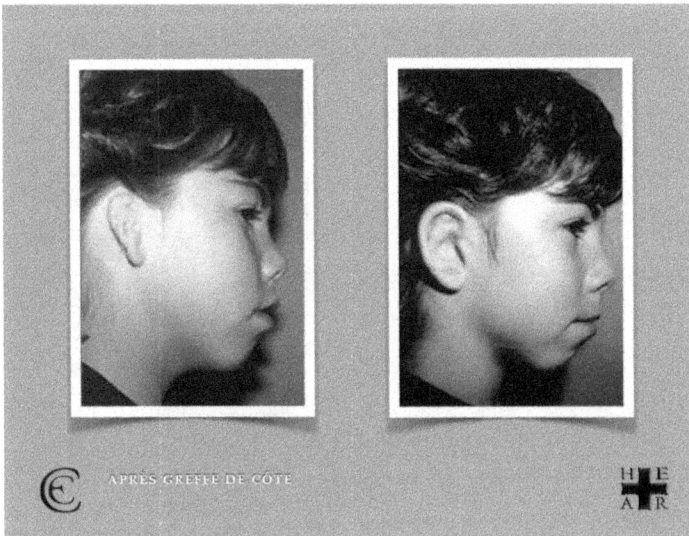

Scénario 2: Reconstruction de l'oreille externe par la méthode de la greffe thoracique avant la création chirurgicale du conduit auditif dans la bonne position.

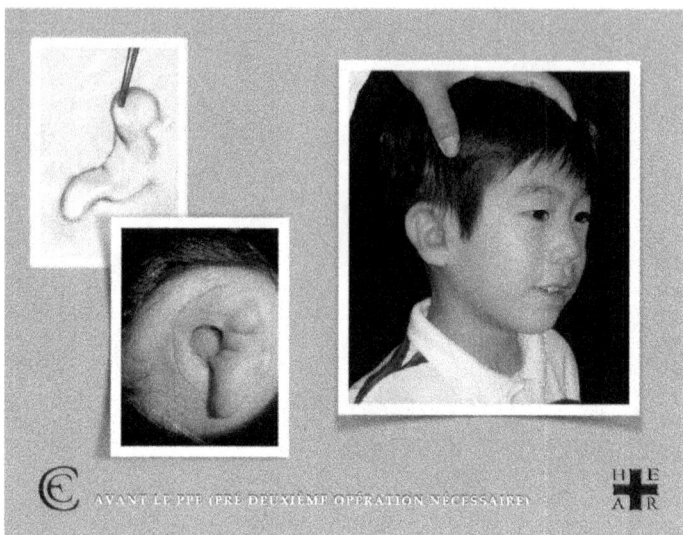

AVANT LE PPE (PRE DEUXIÈME OPÉRATION NÉCESSAIRE)

Scénario 3: La chirurgie du conduit est réalisée en premier, suivie par la chirurgie secondaire de réparation de la microtie de l'EPI au moins 6 mois plus tard.

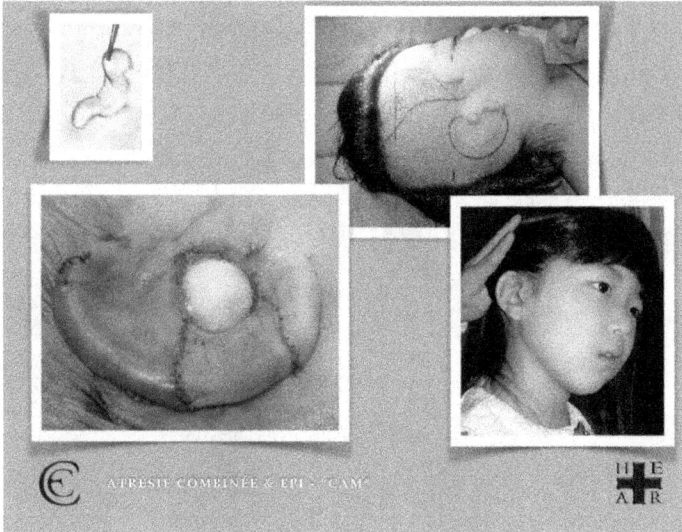

Scénario 4: Réparation combinée d'Atrésie Microtie (CAM), qui implique la création d'un conduit et la reconstruction de l'oreille externe avec un EPI en une seule opération.

Les patients avec des scores adéquats au scanner sont candidats à la création d'un conduit auditif. **La chirurgie peut être effectuée comme une procédure séparée** (à suivre six mois ou plus après par MEDPOR ™ (PPE) reconstruction microtienne) **ou dans une seule chirurgie combinée avec reconstruction de la microtie EPI réalisée en un jour.** Les patients sortent le même jour que la chirurgie dans les deux cas.

Canalplastie

La chirurgie est réalisée sous anesthésie générale et nécessite environ deux heures pour être complétée. La sortie a lieu une à deux heures après la chirurgie. Le conduit auriculaire est créé dans la position normale symétrique de l'oreille opposée dans le cas de la CAAM unilatérale. Comme vous pouvez le voir sur les images ci-dessous, le nouveau conduit sort juste derrière la petite oreille de la microtie.

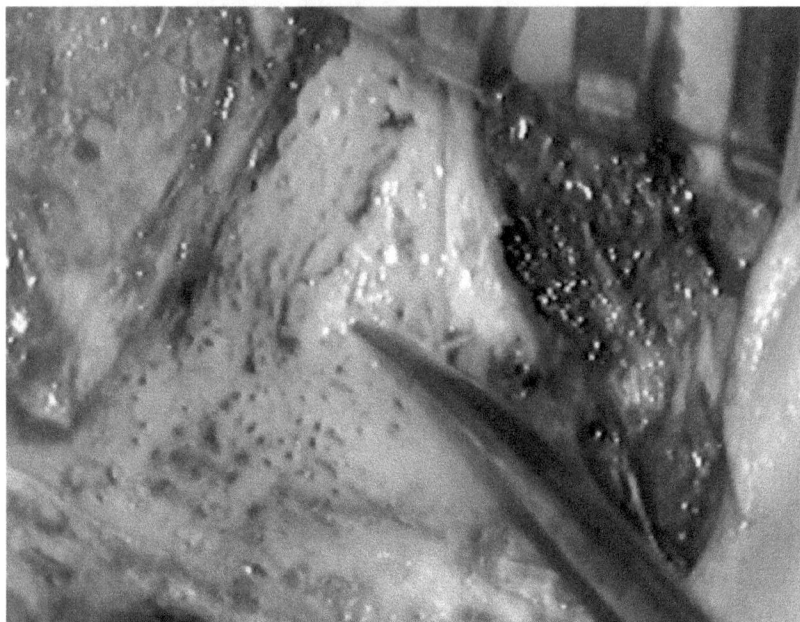

Cette image montre l'emplacement où le conduit auriculaire aurait dû se développer. Dans CAAM, il s'agit plutôt d'os solide, qui est éliminé à l'aide de forets spécialisés pour créer un conduit.

Pendant l'opération, l'os anormal présent où le conduit auditif aurait dû se former, est éliminé à l'aide de micro-forets et d'un système d'irrigation par aspiration. Des petits forets diamantés de différentes tailles, compris entre 6 mm et 0,5 mm, qui pivotent et poncent les os sont utilisées pour sculpter le conduit auditif dans la forme et dans la direction appropriées. L'irrigation continue avec une solution saline qui élimine les petits fragments d'os et garde les tissus restants au frais et en bonne santé.

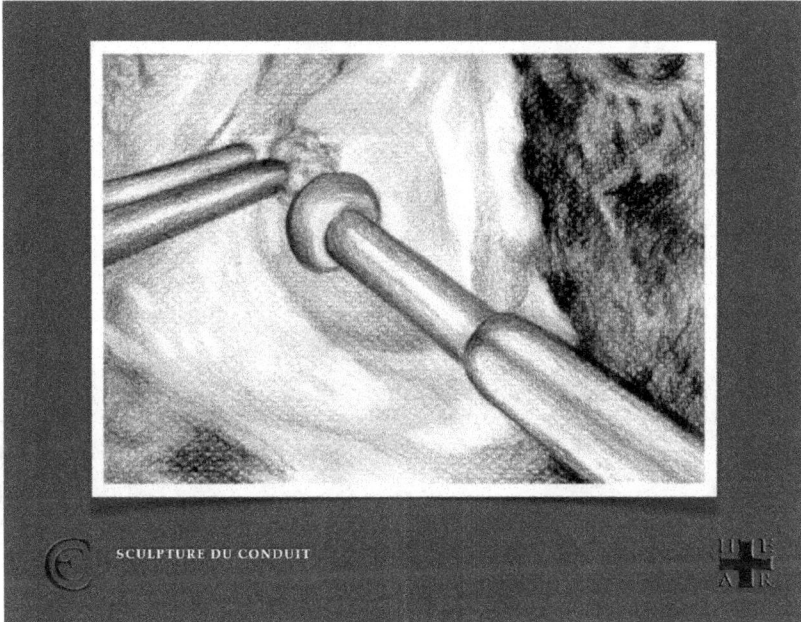

SCULPTURE DU CONDUIT

Illustration de l'artiste montrant une perceuse servant à sculpter le conduit auditif.

Des forets ronds de plus en plus petits sont utilisés pour enlever l'os du conduit, en s'arrêtant près des osselets de l'oreille moyenne, qui sont attachés à la surface interne de la paroi osseuse laquelle est sculptée pour former le conduit de l'oreille.

Un laser est utilisé pour supprimer les dernières portions de la connexion osseuse aux os de l'oreille moyenne, les libérant ainsi pour la transmission des vibrations sonores pour la première fois.

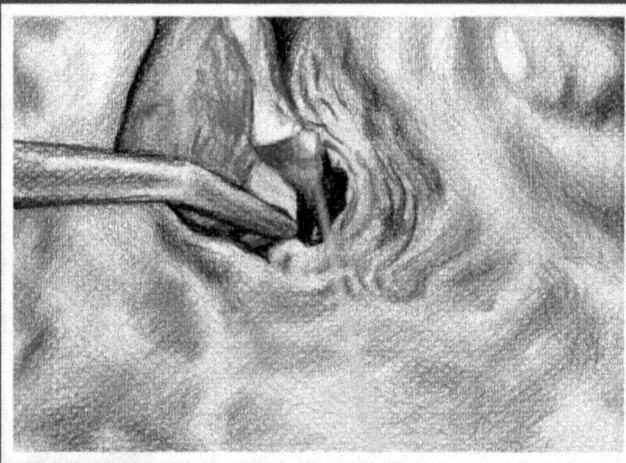

SCULPTURE AU LASER

Illustration de l'artiste montrant le laser utilisé pour sculpter les os de l'oreille moyenne et les libérer pour effectuer des vibrations sonores.

Après avoir sculpté au laser les osselets de l'oreille moyenne, ils sont vérifiés pour s'assurer qu'ils sont mobiles et bien formés. Sinon, une reconstruction osseuse de l'oreille moyenne à l'aide d'une prothèse personnalisée peut être nécessaire pour amener l'audition aux niveaux souhaités.

Puisqu'aucun tympan n'est présent, il faut en créer un. Un tympan à trois couches est façonné, ce qui imite les mêmes couches qu'un tympan normal. La couche intermédiaire est un type de tissu appelé fascia, qui est transplanté à la surface du muscle au-dessus de l'oreille et formé pour s'adapter aux osselets de l'oreille moyenne comme un tympan normal. À l'intérieur du fascia, le corps forme une couche interne de tissu muqueux au cours du processus de guérison. Enfin, la couche la plus externe est formée par une partie de la greffe de peau prise pour tapisser le conduit auriculaire nouvellement construit.

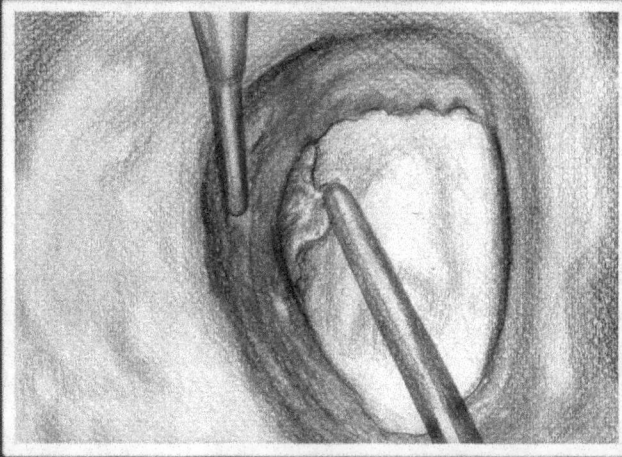

CREATION DU TYMPAN

Un tympan est créé à l'aide d'un fascia et fixé à la chaîne osseuse de l'oreille moyenne dans la position appropriée.

Le conduit de l'oreille est ensuite tapissé d'une greffe de peau d'épaisseur fractionnée qui recouvre à la fois la surface latérale du tympan nouvellement greffé et la surface du conduit de l'oreille nouvellement créé. La peau du cuir chevelu s'est révélée être la peau la plus normale, et le site donneur guérit sans cicatrice. Nous avons été les pionniers de ce site donneur pour la peau dans la CAAM. Une fine couche de peau est retirée, laissant les follicules pileux intacts dans le cuir chevelu. Les poils repoussent normalement sur le cuir chevelu et aucun poil ne pousse sur la peau transplantée dans le conduit auditif.[7]

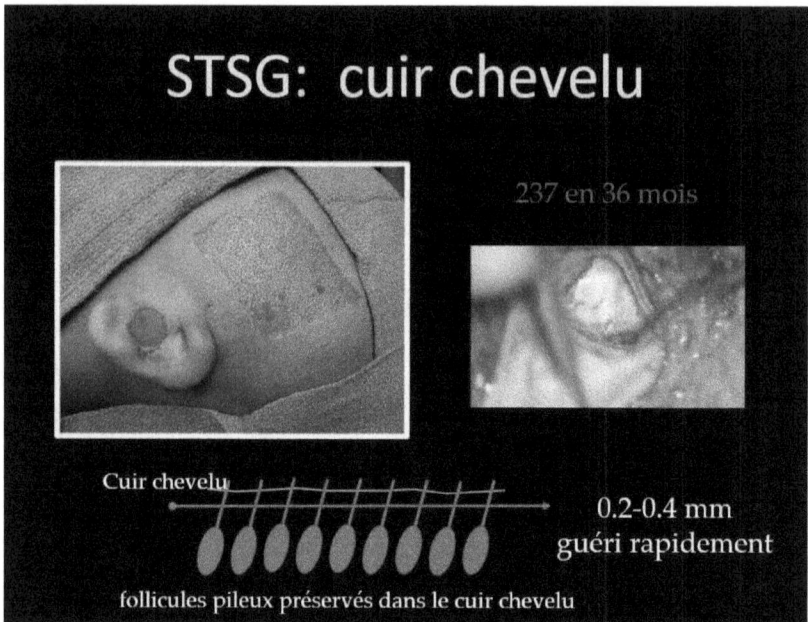

STSG: cuir chevelu

237 en 36 mois

Cuir chevelu

0.2-0.4 mm
guéri rapidement

follicules pileux préservés dans le cuir chevelu

Une greffe de peau d'épaisseur fractionnée (STSG) est prélevée sur le cuir chevelu, laissant les follicules pileux intacts, qui repousseront à travers le site de la greffe. La peau est utilisée pour tapisser le conduit nouvellement créé.

L'emballage est placé à l'intérieur du conduit auditif qui maintient le tympan et la greffe de peau en position pendant deux à trois semaines, à mesure que le corps fait croître les vaisseaux sanguins dans le tissu greffé. L'emballage est retiré à intervalles réguliers au cours de la période postopératoire pendant que le mécanisme auditif nouvellement construit guérit progressivement. Entre les visites, nous demandons aux patients de placer des gouttes d'antibiotique sur l'emballage à des intervalles spécifiés, d'empêcher l'eau de pénétrer dans le conduit auditif reconstruit et d'éviter les chocs et les impacts violents.

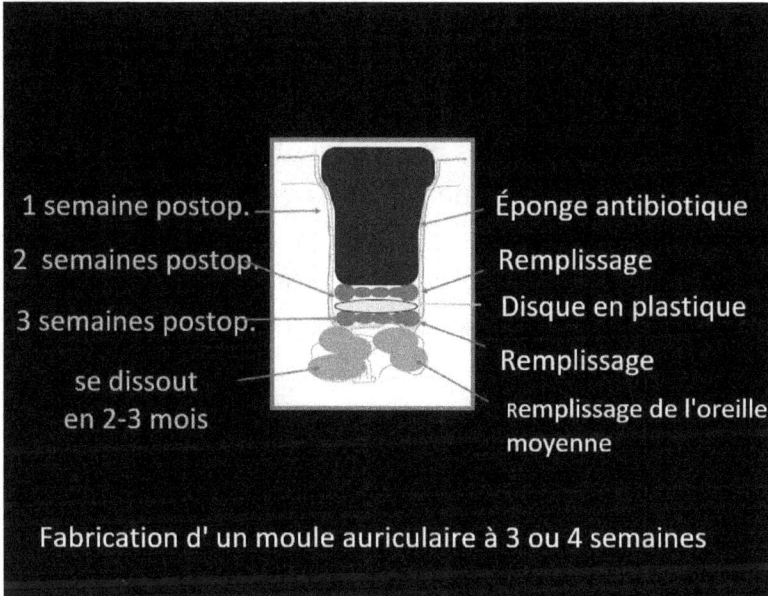

Graphique illustrant la compression placée dans le conduit auditif au moment de la chirurgie et une estimation approximative du moment où elle est retirée dans la période postopératoire.

Réparation combinée Atrésie Microtie

La réparation combinée Atrésie Microtie (CAM) pour une CAAM est une intervention chirurgicale en une étape où les défauts du conduit de l'oreille et de l'oreille externe sont corrigés en une seule intervention.[8] Un conduit auditif est créé et l'oreille externe est reconstruite avec un implant en polyéthylène poreux (PPE), décrit ci-dessous. Les enfants doivent être âgés de trois ans et peser environ 15 kg ou plus. Deux facteurs déterminent l'âge le plus précoce auquel nous effectuons une chirurgie de CAM. Le premier est la sécurité. L'anesthésie générale est la plus sûre chez les enfants de trois ans et plus. Comme la procédure prend de six à huit heures, les considérations anesthésiques chez les jeunes enfants sont primordiales. Nous utilisons spécifiquement des anesthésistes pédiatriques familiarisés avec le métabolisme des médicaments nécessaires chez les enfants. En outre, la quantité d'anesthésiques inhalés est réduite au minimum en injectant des agents anesthésiants locaux (lidocaïne et bupivacaïne) à la fois avant et après la procédure. En conséquence, les patients ne ressentent aucune douleur au réveil.

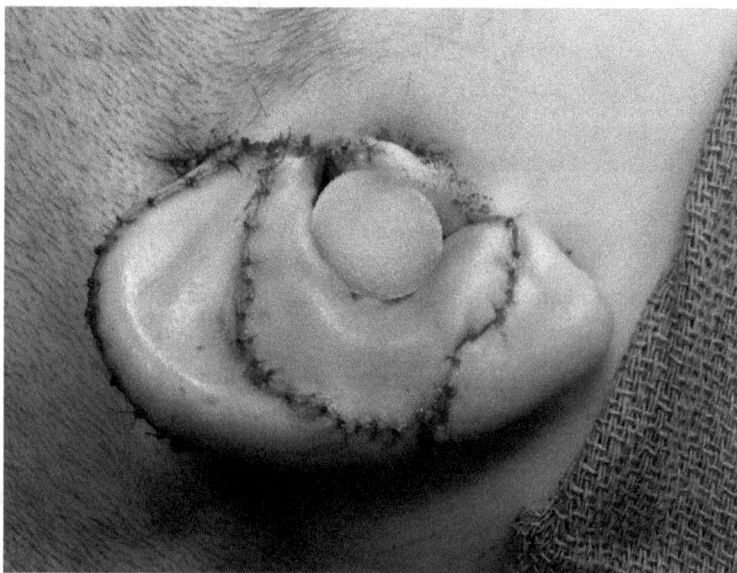

Cette photo a été prise en salle d'opération immédiatement après une réparation du CAM de l'oreille droite. Une coquille protectrice en silicone et un bandeau sont placés à la tête avant le réveil de l'enfant.

Tous les CAM effectués dans notre établissement ont été réalisés en ambulatoire avec sortie le jour même. Grâce à nos procédures d'anesthésie minutieuses, les enfants peuvent rentrer chez eux quelques heures à peine après la fin de la chirurgie.

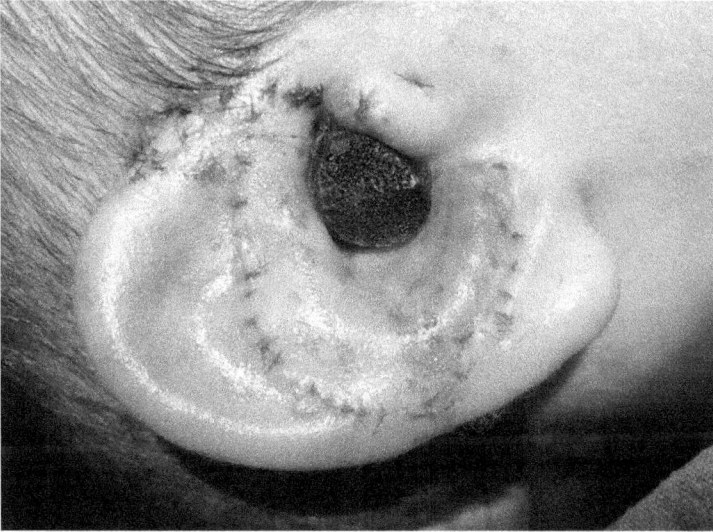

Le même patient deux semaines plus tard. L'embout auriculaire externe et le pansement ont été retirés, mais la garniture du conduit auditif est toujours en place. L'éponge dans le conduit auditif sera retirée à la troisième semaine.

Par coïncidence, l'âge de 3 ans est également un bon âge pour la chirurgie car une croissance significative de la tête et des oreilles vers la taille adulte a déjà eu lieu. La figure 1 illustre ce schéma de croissance. Comme on peut le constater, l'oreille externe a atteint 88% de la taille adulte à l'âge de 3 ans et 92% de la taille adulte à 7 ans.[9]

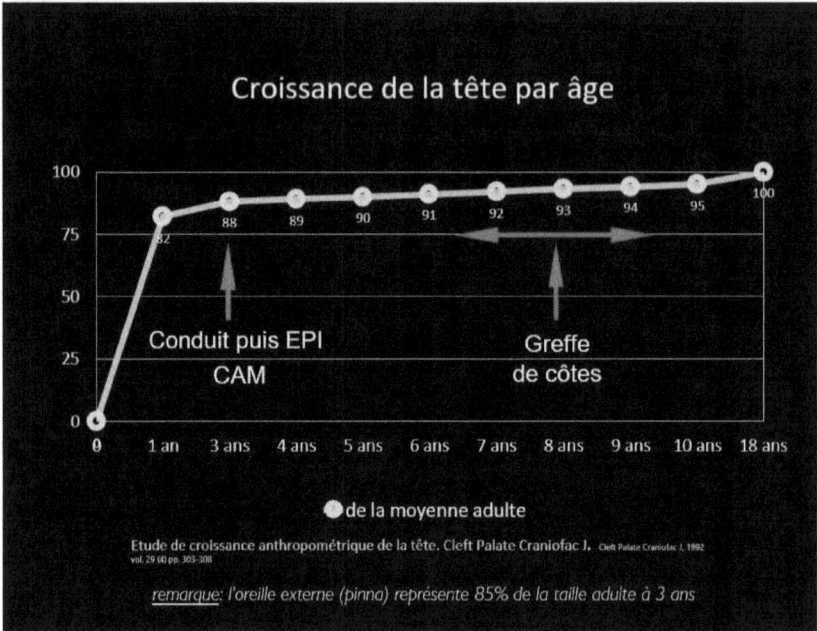

Croissance de la tête par âge

Représentation graphique de la croissance de la tête (pourcentage de la taille moyenne des adultes, axe des y) par rapport à l'âge en années. À 3 ans - la chirurgie du conduit auditif où la CAM la plus précoce peut être pratiquée - les structures de la tête ont atteint 88% de la taille moyenne d'un adulte. À 7 ans, ils représentent 92% de la moyenne des adultes.

Les techniques chirurgicales des côtes et des EPI nécessitent une estimation de la taille de l'implant sur la base de la taille finale du pavillon prévue après la croissance, vers 18 ans environ. En tant que tel, le pavillon et le conduit auditif reconstruits apparaîtront légèrement plus larges que le côté normal chez les patients atteints de CAAM unilatérale. Plus tard dans la vie, lorsque les structures seront pleinement matures, les deux oreilles auront la même apparence.

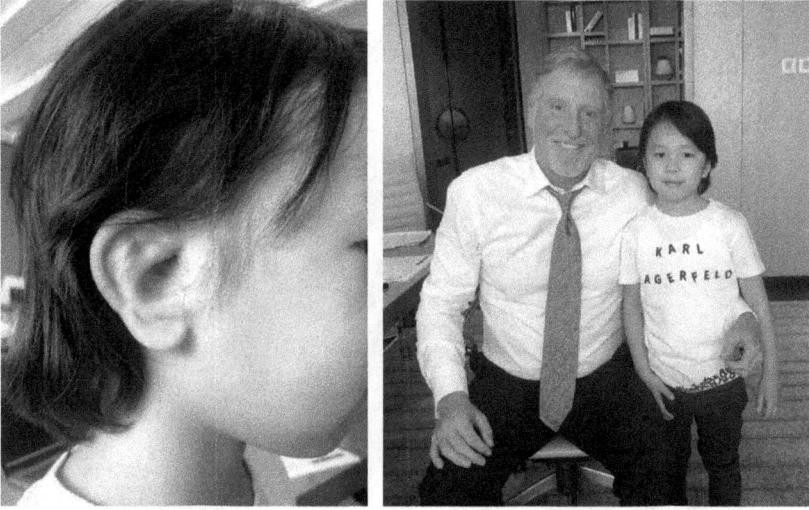

Ce garçon a subi une chirurgie de CAM à droite il y a six mois et son audition se situe dans la plage normale (90% environ de ce qu'une oreille normale non-CAAM entend).

On se demande souvent quelle technique de reconstruction de l'oreille externe donne les meilleurs résultats auditifs. Les résultats de l'audition après réparation de la microtie à l'aide d'une greffe de côte, d'un EPI dans une technique de CAM et d'un EPI dans une réparation séparée du conduit et de la microtie sont identiques. Bien que les résultats de l'audition soient les mêmes, il existe d'autres risques et avantages qui diffèrent entre ces approches de reconstruction, qui seront discutés plus en détail plus loin dans le livre. Cependant, les résultats auditifs sont comparables entre toutes les approches chirurgicales reconstructives.

RÉSULTAT D'AUDITION

> 6 mois, dernier audiogramme; CT 8 ou >

■ 4 fréquences vocales en moy.

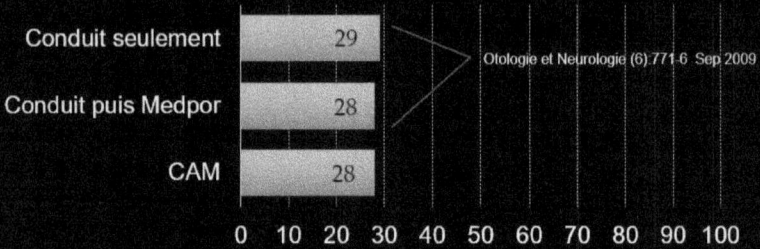

Conduit seulement	29
Conduit puis Medpor	28
CAM	28

Otologie et Neurologie (6):771-6 Sep 2009

0 10 20 30 40 50 60 70 80 90 100

Une comparaison des résultats d'audition et des techniques de reconstruction. Notez qu'il n'y a pas de différence significative dans les résultats d'audition entre ces techniques.

Les résultats de réparation de microtie utilisant un équipement de protection individuel, qu'ils soient implantés en même temps que la chirurgie du conduit dans la réparation CAM, lors de la seconde étape après la chirurgie du conduit initiale ou en tant que chirurgie autonome sans création de conduit auditif, sont presque identiques, à l'exception suivante :

- L'oreille étant moins mobile lorsqu'un conduit est en place, l'implant PPE était plus susceptible de se fracturer en cas de choc violent de l'oreille lors de notre première série. Néanmoins, les taux de fractures globaux étaient faibles. Les premiers résultats ont montré une fracture chez un peu plus de 5% des patients. Après l'instauration d'une soudure plus importante des points de connexion de l'échafaudage PPE, nous estimons que cette complication a été pratiquement éliminée, quelle que soit l'approche chirurgicale choisie.

Les résultats de réparation Microtie utilisant la réparation CAM diffèrent des interventions de réparation d'atrésie et de réparation de microtie séparées comme suit:

- Les patients CAM ont moins de chances de voir l'échafaudage EPI se déplacer avec le temps, de manière inférieure ou antérieure, par rapport aux patients présentant une réparation de l'atrésie et une réparation de la microtie à des moments différents. Nous pensons que cela est dû à la suspension plus vigoureuse de l'EPP avec un lambeau de tissu que nous pouvons conserver pour suspendre l'implant d'EPP en chirurgie CAM, un tissu nettement plus résistant que les autres techniques de suspension appliquées dans la réparation de la microtie après la réparation de l'atrésie. Ce lambeau tissulaire ne peut pas être utilisé pour suspendre l'implant PPE dans une approche chirurgicale séparée, ce qui entraîne des taux de déplacement de l'implant légèrement plus élevés au fil du temps.

- Les patients sous CAM sont moins susceptibles de souffrir d'une sténose du conduit que les patients ayant subi une chirurgie séparée.

Dans la salle d'opération, un embout auriculaire externe est constitué d'un matériau souple qui durcit et est maintenu en place par des sutures. Le moule d'oreille externe bleu reste en place pendant deux semaines et il ne peut pas être enlevé par les enfants. Les parents ne doivent en aucun cas prendre soin de la mousse, ils doivent seulement empêcher leur enfant d'exercer des activités qui pourraient avoir un impact sur la réparation ou la bousculer. La mousse bleue est enlevée chez les patients CAM environ 2 semaines après la chirurgie.

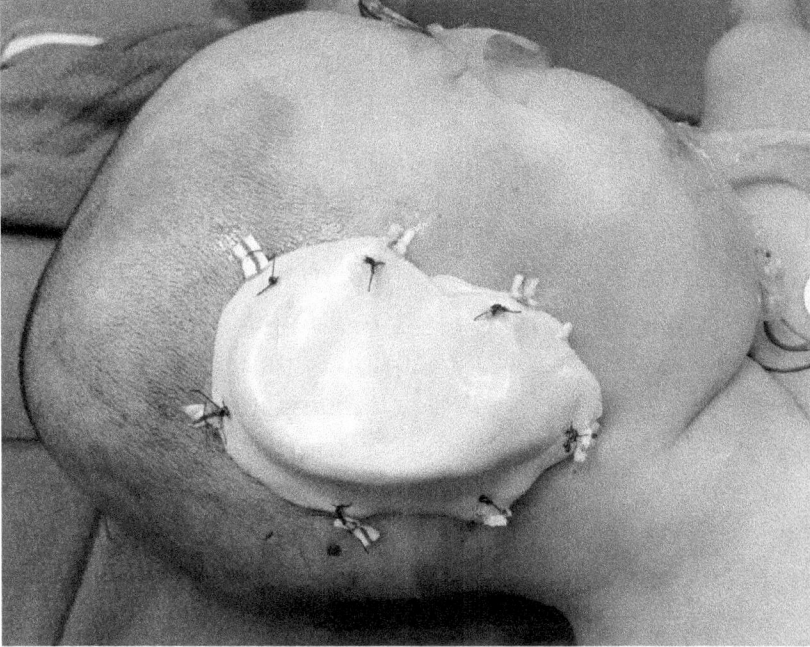

Un exemple de moule d'oreille externe bleu personnalisé, qui est cousu en place immédiatement après la fin d'une procédure de CAM. Ce moule restera en place pendant 2 semaines pour protéger l'oreille reconstruite avant son retrait en clinique.

L'opportunité d'une intervention chirurgicale «une seule fois» avec une réparation CAM est extrêmement attrayante pour les parents (et la plupart des patients!). En particulier pour ceux qui parcourent de longues distances pour obtenir des services. Un effort de coopération entre la chirurgie plastique pédiatrique, l'otologie et l'anesthésie est nécessaire pour obtenir d'excellents résultats dans cette procédure chirurgicale longue et compliquée. À ce jour, les résultats chirurgicaux et les taux de complications de la CAM sont similaires ou meilleurs à ceux d'autres formes d'atrésie et de réparation de la microtie. Cela fait de la réparation CAM une bonne option pour des patients correctement sélectionnés.

Conduit auditif externe humain

Lors de la dernière visite post-opératoire (environ trois semaines après la chirurgie du conduit ou quatre semaines après la chirurgie CAM), un moule sur mesure pour le conduit auriculaire est fabriqué pour qu'il s'adapte parfaitement à l'anatomie de chaque patient. Ce moule est fait d'un matériau qui réduit la formation de cicatrice et favorise la guérison. Le moule est utilisé tous les soirs pendant le sommeil pendant quatre mois après la chirurgie, une goutte d'antibiotique étant placée dans le conduit auditif avant l'insertion du moule.

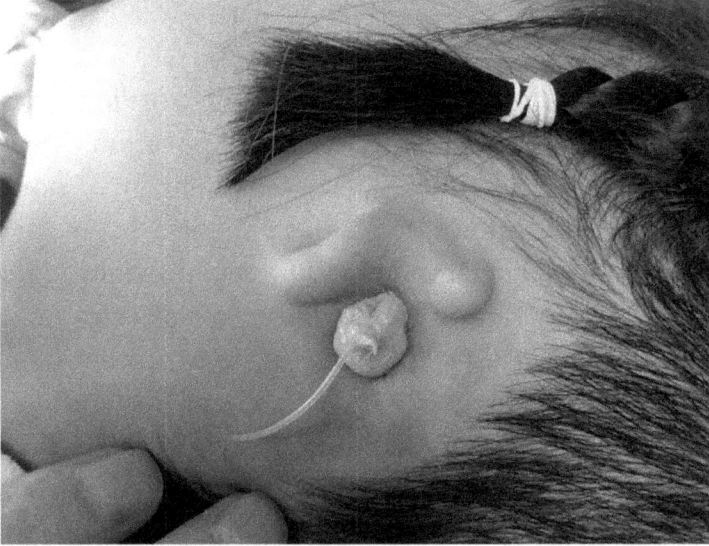

Un moulage bleu personnalisé est créé pour le conduit auditif du patient lors du dernier rendez-vous postop. En règle générale, ce moule est porté pendant 4 mois après sa création, afin de prévenir une sténose du conduit. Si une chirurgie secondaire de l'oreille externe est pratiquée après la chirurgie initiale du conduit, un nouveau moule pour conduit devra également être fabriqué ~ 3 semaines après la reconstruction de l'oreille externe et devra être porté pendant 4 mois supplémentaires.

En utilisant ce moulage en combinaison avec des techniques chirurgicales rigoureuses, nous avons été en mesure de réduire l'incidence de la sténose après une chirurgie du conduit et de la CAM à moins de 2% des patients (comparé à des taux de sténose d'environ 20 à 30% dans le monde). L'utilisation du moule est essentielle au succès à long terme de la réparation et réduit à un faible niveau la complication la plus courante dans le monde (sténose).

Complications de la chirurgie

Des complications à long et à court terme surviennent chez moins de 10% des patients. Ces complications peuvent généralement être traitées et nécessitent une nouvelle intervention chez moins de 3% des patients.

L'infection de l'implant PPE est possible dans la période postopératoire immédiate, mais cela ne s'est produit que chez deux patients à un stade précoce de notre série chirurgicale. Un changement d'antibiotique intraveineux plus puissant administré au début de la chirurgie a permis d'éliminer les infections à EPI chez les 175 derniers patients. Aucun cas d'infection du conduit auditif n'est survenu.

Dans un système auditif normal, le tympan est en contact direct avec la chaîne osseuse de l'oreille moyenne, permettant ainsi la transmission directe des vibrations sonores entrantes à l'oreille interne et au cerveau. Cependant, le mouvement du tympan loin des osselets (appelé latéralisation) peut survenir tôt ou tard après la chirurgie. Habituellement, la pression de l'oreille moyenne, telle que l'otite moyenne, en est responsable. Au cours des dernières années, des techniques chirurgicales modifiées pour sécuriser la greffe de fascia utilisée pour la reconstruction de la membrane tympanique ont permis de faire tomber ce problème à un peu moins de 3% des patients. Si une perte auditive accompagne la latéralisation du tympan, une reprise chirurgicale peut être indiquée.

La sténose est la complication la plus importante et la plus courante de la réparation de l'atrésie et peut survenir chez 30% des patients dans le monde. En mettant en œuvre des approches chirurgicales minimalement traumatiques, une couverture du conduit osseux par greffe de peau, ainsi que d'autres techniques chirurgicales uniques, nous avons réussi à réduire considérablement cette complication. Depuis 2012, l'ajout d'un moule sur mesure pour oreille fabriqué trois à quatre semaines après l'opération et porté pendant quatre mois seulement pendant le sommeil (puis interrompu par la suite) a permis de réduire la sténose conduitaire chez nos patients à moins de 2%.

Une perte auditive neurosensorielle (par exemple, des dommages au nerf auditif) peut survenir lors d'une intervention chirurgicale à l'oreille, mais n'a pas été vécue dans notre série CAM. De même, une lésion du nerf facial avec paralysie ou paralysie résiduelle peut survenir suite à une réparation d'atrésie. Dans le monde entier, le risque de lésion du nerf facial est de 1 à 2%. À ce jour, mes patients atteints d'atrésie n'ont pas de cas de lésion permanente du nerf facial.

En disséquant le lambeau tissulaire utilisé pour recouvrir l'implant d'oreille externe en EPI, il est possible de blesser une petite branche du nerf facial qui contrôle les muscles utilisés pour froncer les sourcils et relever le sourcil de ce côté du visage. C'est rare mais cela peut arriver. Un soin particulier est pris dans la salle d'opération pour surveiller les mouvements du visage et éviter les lésions permanentes du nerf.

Une perte de greffe cutanée dans le conduit auditif et / ou une guérison inadéquate du tympan peuvent également se produire. Le tissu muqueux peut alors se développer et refaire surface sur le conduit auditif, ce qui peut créer un conduit auditif humide. Une guérison inadéquate ou un manque d'hygiène du conduit auditif après la guérison peut permettre à une peau endommagée de guérir de manière médiocre chez 2% des patients. Le resurfaçage du conduit auditif avec une nouvelle greffe de peau et / ou une réparation du conduit auditif n'est nécessaire que dans un faible pourcentage des patients. La plupart peuvent être gérés uniquement avec des préparations appliquées localement et ne nécessitent pas de révision.

Dans cette figure, les taux de complications dans le monde basés sur des articles publiés sont comparés aux taux de complications dans notre série de patients à Global Hearing (GHI).

COMPLICATIONS	Mondial	GHI
Infection	2%	<1%
Tympan latéralisé	15-18%	3%
Re-sténose	20-30%	2%
Perte auditive	2%	<1%
Lésion traumatique du nerf facial	2%	0%
Perte de la greffe de peau	15%	2%

Une comparaison des taux de complications dans le monde par rapport à nos patients à Global Hearing (GHI).

Bien entendu, des complications tardives peuvent également se produire. Celles-ci peuvent nécessiter une chirurgie de révision à un moment de la vie de l'enfant. Les courbes de taux de révision avec l'analyse prédictive estiment qu'environ 10% des enfants auront besoin d'une chirurgie de révision à un moment de leur vie. Cela peut être dû à une cause susceptible de blesser un tympan normal (par exemple, une infection de l'oreille moyenne ou une vague heurtant la tête pendant le surf) ou une cause spécifique à la chirurgie de réparation du conduit (telle que la latéralisation du tympan ou le déplacement de l'implant EPI vers le bas au-dessus de l'ouverture du conduit) parmi d'autres causes plus rares.

Nettoyage du nouveau conduit

Notre peau crée constamment de nouvelles cellules et élimine les cellules anciennes. À l'extérieur du corps, ces cellules tombent tout simplement ou sont emportées par des bains et des douches. Dans l'oreille, les cellules peuvent s'accumuler. La peau du conduit auditif normal se développe de l'intérieur à la surface du tympan vers l'extérieur du conduit auditif. Le conduit auditif normal s'auto-nettoie chez la plupart d'entre nous. Lorsque la peau est transplantée à partir d'un site différent, par exemple lors d'une plastie conduitaire ou d'une MAC, elle ne migre pas de la même manière que la peau normale. En conséquence, la peau peut s'accumuler dans une oreille reconstruite, formant un revêtement squameux sur le conduit et le tympan. Cette accumulation peut bloquer l'audition et donner aux germes un moyen de s'installer et de provoquer une infection.

Au cours de la première année suivant la chirurgie, l'oreille devra être nettoyée par un médecin ORL à l'aide d'un microscope (également appelé otolaryngologue) deux à quatre fois. Une fois que l'oreille est complètement cicatrisée, les intervalles de nettoyage sont espacés et terminés une ou deux fois par an pendant le reste de la vie du patient.

Comment préparer votre enfant à la chirurgie

En ce qui concerne la guérison, les enfants sont beaucoup plus résilients que la plupart des gens ne le pensent. La plupart du temps, c'est plus dur pour les parents que pour les enfants!

J'ai trouvé important de parler avec les enfants de l'approche d'une chirurgie. Bien que des informations détaillées ne soient pas nécessaires, répondre aux questions de ce qu'ils ressentent et verront avant, pendant et après la chirurgie satisfait la nature naturellement curieuse de l'enfant.

Voici quelques conseils de communication utiles que j'ai appris au fil des ans:

Conseils généraux de communication avant et après la chirurgie

- Donner des informations aux enfants à des niveaux appropriés. Par exemple, un enfant de trois ans est satisfait d'une brève description du type: «Nous allons en Californie, et le docteur Roberson fera en sorte que ta petite oreille ressemble et entende comme ton autre oreille». Évitez trop de détails techniques. Les enfants plus âgés peuvent avoir besoin d'explications plus détaillées. Vous connaissez votre enfant et pouvez juger combien vous devez partager et comment le partager.

- Répondez à toutes les questions avec des faits brefs et adaptés à son âge. Cette attitude ouverte est un bon moyen de réduire les inquiétudes d'un enfant dans la plupart des situations.

- Évitez d'être secret. Se retenir peut causer de l'anxiété et de la méfiance lorsque votre enfant comprend inévitablement que vous n'êtes pas complètement honnête.

- Votre enfant ne ressentira pas beaucoup, le cas échéant, de douleur juste après la chirurgie. Cela est dû à l'utilisation d'une solution anesthésiante similaire à celle utilisée par le dentiste. Ce médicament est injecté avant que l'enfant ne se réveille de la chirurgie. Plus tard dans la soirée de l'opération, l'oreille va faire mal et peut être contrôlée avec des médicaments contre la douleur par voie orale. Il n'y a pas de coup le jour de la chirurgie. Rien ne fait mal pendant que votre enfant est dans la salle d'opération.

- Environ la moitié des enfants utilisent des analgésiques la première nuit après la chirurgie et ensuite plus. Le reste des patients bénéficient d'un soulagement de la douleur le lendemain de la chirurgie. Moins de 5% des patients utilisent un médicament contre la douleur par la suite.

- Votre enfant peut lire votre niveau d'anxiété ou d'inquiétude. Être confiant et détendu va être un long chemin avec les enfants à l'approche de la chirurgie. Parlez de votre anxiété et de votre peur à votre conjoint ou à d'autres adultes et restez fort et confiant devant votre enfant.

Exemple de conversation avec un jeune enfant

«Maman et / ou papa seront avec toi jusqu'à ce que tu ailles dormir dans la salle d'opération. Dr Roberson sera avec toi dans la salle d'opération pour prendre soin de toi pendant ton sommeil. Nous serons là avec toi quand tu te réveilleras.

[Remarque: nous donnons un médicament qui calme les enfants et leur enlève 30 minutes avant la chirurgie afin qu'ils ne se souviennent généralement pas de cette partie de la journée.]

Partage de détails sur la journée de chirurgie

- Votre enfant s'endormira en respirant à l'aide d'un masque similaire à celui d'un astronaute ou d'un pilote d'avion à réaction.

- Lorsque votre enfant se réveillera, une oreille et sa tête seront enveloppées. Cela doit rester en place pendant une courte période pour assurer leur sécurité.

Conseils pour 'après la journée de chirurgie'

- Le rétablissement se produit rapidement au cours des premiers jours après la chirurgie. Habituellement, les parents sont étonnés de la rapidité avec laquelle les enfants se rétablissent et commencent à agir normalement. La plupart du temps que vous passez en Californie peut être un merveilleux moment en famille.

- Mélangez votre voyage en Californie avec une récompense. Les exemples peuvent inclure un voyage dans des endroits proches, tels que Yosemite, San Francisco ou Disneyland. L'excitation de la prochaine aventure orientera votre enfant (et vous!) Au-delà de la chirurgie. Voyager en voiture est facile, et nos patients apprécient les nombreux endroits merveilleux qu'ils peuvent visiter dans cet État. C'est aussi un moment de convivialité pour vous avec votre enfant qui peut s'avérer être un moment et un souvenir merveilleux.

- Prenez des photos et / ou écrivez un journal intime du rétablissement de votre enfant. Vous pourrez y revenir plus tard et apprécier votre parcours. Le rappel est également bon pour les enfants qui se rétablissent et grandissent; ils sauront combien vous avez sacrifié pour leur donner le don de l'ouïe. J'ai constaté que cette appréciation grandissait tout au long de la vie des patients, surtout lorsqu'ils ont leurs propres enfants. L'expérience d'être un parent lui-même leur donne une nouvelle compréhension de ce que vous avez fait pour eux à un moment tendre.

L'effort que vous déployez pour trouver la meilleure solution à ce problème est un acte d'amour – un dont vous méritez de la reconnaissance pour avoir surmonté les difficultés sur votre trajet.

Appareils Auditifs

Les patients qui ne sont pas candidats à la création d'un conduit auditif chirurgical ou ceux qui ont un conduit auditif créé mais qui ont besoin de plus d'audition sont traités avec une méthode alternative pour émettre un son dans le nerf auditif. Notre objectif est d'entendre de chaque oreille. Une fois que le son entre dans l'oreille interne de l'oreille affectée, le signal électrique passe le long du nerf auditif et pénètre dans le cerveau, exactement comme dans une oreille normale.

Heureusement, divers appareils sont disponibles pour atteindre cet objectif. Dans cette section, je décris les avantages et inconvénients importants des appareils utilisés par Global Hearing, ainsi que leur fonctionnement. La sélection du bon appareil est une décision complexe qui devrait impliquer votre otologue. Fréquemment, plusieurs options sont possibles. Cette section est conçue pour augmenter, *pas remplacer,* vos discussions avec votre équipe de professionnels de la santé sur la meilleure option ou les meilleures options de votre enfant.

De nouveaux appareils se développent toujours rapidement et de meilleurs appareils seront probablement disponibles pendant la durée de vie espérée longue et merveilleuse de votre enfant. Différents appareils sont disponibles à différents endroits dans le monde. La technologie qui est maintenant la meilleure ne sera pas toujours la meilleure dans le futur, alors essayez de ne pas prendre de décisions qui rendent impossible d'autres options merveilleuses plus tard. Il est important de choisir la technologie d'une entreprise stable susceptible d'exister pendant toute la vie de votre enfant.

Adoptez une philosophie de «brûlez pas de ponts» lorsqu'un appareil auditif est nécessaire et sélectionné. En d'autres termes, évitez tout appareil qui détruise la possibilité d'utiliser d'autres appareils à l'avenir.

Comment fonctionnent les appareils auditifs

Les appareils auditifs fonctionnent de trois manières différentes:

- Conduction osseuse
- Conduction aérotympanique
- Stimulation directe

Dispositifs de conduction osseuse

Les dispositifs de conduction osseuse impliquent des processeurs externes avec un microphone et des parties implantées connectées à l'os du crâne. Ils transforment le son en une vibration et la transmettent à l'os du crâne à travers la partie implantée. Les vibrations osseuses qui se produisent n'importe où sur le crâne se rendent aux nerfs cochléaires et auditifs *des deux* oreilles, où il produit un signal électrique.

La transmission du son à l'os du crâne se produit selon l'une des trois méthodes suivantes:

1. Contact direct du dispositif vibrant avec un pilier implanté chirurgicalement.

2. En couplant le dispositif externe à un aimant implanté chirurgicalement avec la peau intacte entre les deux.

3. En appuyant le dispositif externe contre la peau du crâne avec un serre-tête élastique sans partie implantée.

Dispositifs de conduction aérienne

Les appareils de conduction aérienne sont les prothèses auditives standard portées par de nombreuses personnes malentendantes. Ces appareils doivent être programmés de manière légèrement différente pour les enfants atteints de CAAM, mais il s'agit du même type d'appareils que ceux portés par de nombreuses personnes âgées atteintes d'une perte auditive nerveuse (ou neurosensorielle) dont nous avons déjà parlé dans ce livre.

Les appareils auditifs à conduction aérienne reçoivent le son ambiant, le traitent électroniquement et l'augmentent de manière personnalisée pour chaque patient. Un minuscule haut-parleur dans le conduit auditif libère ensuite le son traité dans le conduit auditif à un volume plus élevé que lors de la réception. Chaque son est personnalisé pour chaque patient, de la même manière qu'un égaliseur stéréo rend les sons plus doux et plus forts, en fonction de ce que l'auditeur trouve agréable et fonctionnel.

Un conduit auditif doit être présent pour utiliser des dispositifs de conduction aérienne. Lorsque des anomalies osseuses dans l'oreille moyenne empêchent le son de revenir à un niveau normal après une chirurgie du conduit, les appareils auditifs à conduction aérienne peuvent ramener le son à un niveau normal.

Dispositifs de stimulation directe

Les appareils de stimulation directe sont des appareils auditifs implantés chirurgicalement qui appliquent une liaison vibrante directe aux structures de l'oreille moyenne ou interne, entraînant une transmission du son spécifiquement à l'oreille dans laquelle ils sont implantés chirurgicalement. Dans les appareils actuels, un haut-parleur externe capte le son et le traite électroniquement. Le signal est transmis à travers la peau au dispositif implanté interne qui reçoit, décode et applique un signal électrique à une fixation vibrante des os de l'oreille moyenne ou de l'oreille interne. Ces dispositifs stimulent uniquement l'oreille implantée.

Appareils auditifs à conduction osseuse

Cochlear BAHA Connect

Fabriqué par Cochlear Corporation à partir de Cochlear BAHA Connect. BAHA signifie prothèse auditive à ancrage osseux. Ce produit a été le premier à être mis sur le marché et introduit en 1999 par ENTific de Suède, qui a ensuite été acheté par Cochlear Australie en 2005. Il a été utilisé pendant environ trois décennies.

Le dispositif comprend une vis en titane implantée chirurgicalement, qui est placée chirurgicalement dans l'os du crâne au-dessus et derrière l'oreille. Un pilier, qui traverse la peau et est caché par les cheveux, est fixé au dispositif en titane implanté. Il fait quelques millimètres de diamètre et s'étend au-delà de la peau sur quelques millimètres. Le processeur externe s'enclenche dans le pilier et peut être facilement placé et retiré pour dormir ou en présence d'eau, ce qui provoque des dommages. Avec le processeur externe connecté et pleinement opérationnel, le dispositif s'étend de la surface de la peau derrière l'oreille sur environ 20 millimètres.

Oticon Ponto

Un appareil presque identique fabriqué pour la première fois par Oticon en 2006, le Ponto est une alternative au BAHA Connect. Il comprend un composant implanté similaire auquel le processeur externe est attaché. Le BAHA et le Ponto transmettent tous deux des vibrations sonores au crâne, qui se propagent aux deux oreilles internes, comme décrit ci-dessus. Ces deux appareils se font concurrence pour la qualité sonore et les fonctionnalités supplémentaires.

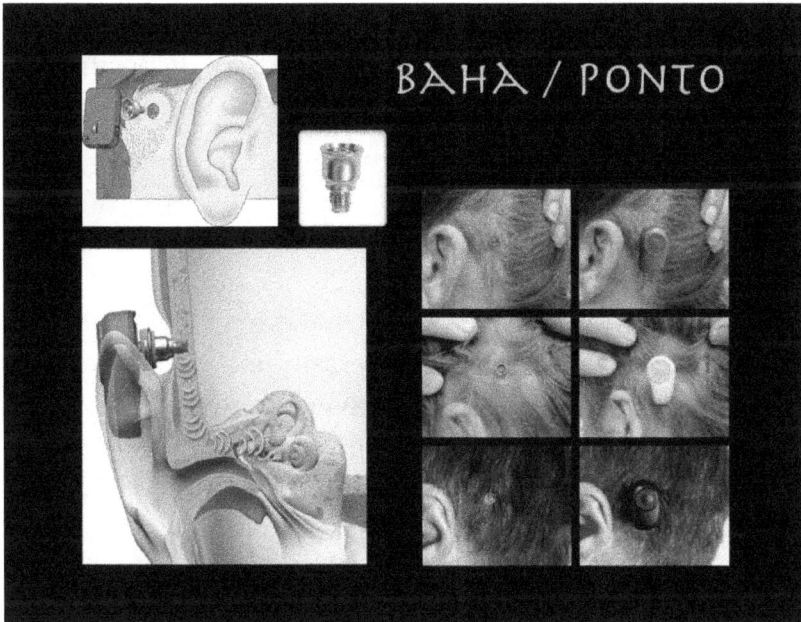

Ces images montrent des exemples de BAHA Connect ou d'Oticon Ponto, qui comprend une vis en titane implantée chirurgicalement qui interagit avec le processeur externe.

Bande souple (BAHA ou Ponto)

Avec les dispositifs à bande souple, le son est transmis à l'oreille interne en plaçant le processeur identique à celui utilisé dans la version implantable du dispositif sur un bandeau élastique. Le bandeau maintient le processeur à la tête. L'appareil peut stimuler l'audition sans intervention chirurgicale et peut être installé le jour même de la visite du patient.

Les jeunes patients et les patients qui ne souhaitent pas d'intervention chirurgicale utilisent fréquemment cet appareil. D'autres l'utilisent en attendant d'instituer d'autres types de traitement. Les patients atteints de CAAM bilatérale doivent être équipés de ce dispositif dans les premiers mois suivant la naissance. (Voir conditions spéciales ci-dessous.)

Cochlear BAHA attract

Ce dispositif plus récent (2013) couple les vibrations entre la partie implantée et un processeur externe en attirant deux aimants. Rien ne passe à travers la peau. Le dispositif est maintenu en place sur le cuir chevelu par attraction magnétique. Le processeur externe est le même que celui du BAHA Connect, mais se projette plus loin du cuir chevelu grâce à l'aimant.

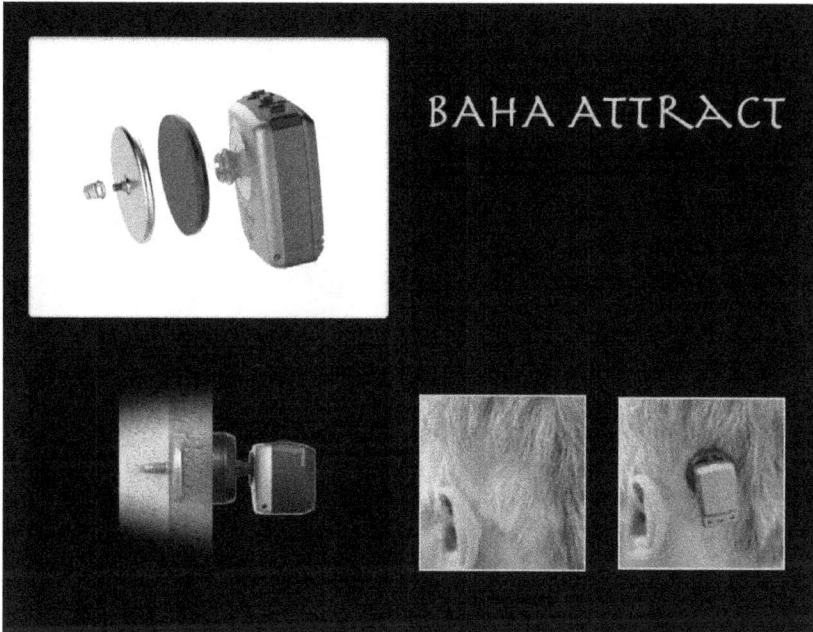

*Image du BAHA Attract, qui comprend un aimant implanté
chirurgicalement permettant au processeur externe d'être
maintenu par une attraction magnétique.*

MedEl BoneBridge

La société autrichienne MedEl Corporation a introduit
pour la première fois en 2013 un appareil auditif à
conduction osseuse qui implante le composant générateur
de vibrations sous la peau. (Les dispositifs ci-dessus
laissent la partie produisant des vibrations à l'extérieur du
corps.) Rien ne passe à travers la peau.

Un aimant maintient un processeur externe en place,
qui inclut le microphone, la batterie et le logiciel. Le
périphérique externe transmet le son à travers la peau au
périphérique interne. La partie vibrante de l'appareil a une
épaisseur de 9 mm et peut être difficile à placer chez les

jeunes enfants, car l'épaisseur de leur crâne est inférieure à 5 mm à l'âge de cinq ans. Certains chirurgiens descendent le dispositif jusqu'à l'os plus épais du crâne inférieur, appelé mastoïde, mais ce placement peut gêner le placement de l'implant de réparation de la microtie (côte ou EPI). En tant que tel, cet appareil peut être mieux réservé aux adultes. L'appareil n'est pas approuvé par la FDA et n'est donc pas disponible aux États-Unis.

Appareils auditifs à conduction aérienne

Plusieurs fabricants produisent des appareils auditifs à conduction aérienne. Le marché mondial avoisine les 7 milliards de dollars. Ils s'adaptent au conduit auditif avec des moules personnalisés et ne nécessitent aucune intervention chirurgicale. Il existe des variétés à placer dans le conduit, dans l'oreille ou derrière l'oreille. Ils sont utilisés quand ils sont éveillés et doivent être enlevés dans un environnement humide. Des piles sont nécessaires tous les quelques jours pour les alimenter.

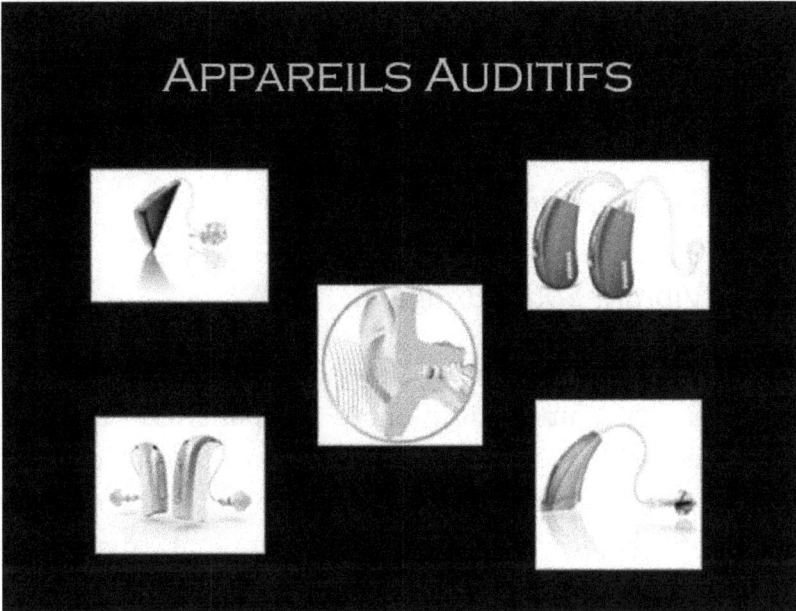

Exemples d'appareils auditifs à conduction aérienne, qui peuvent amplifier le son entrant en présence d'un conduit auditif et améliorer les niveaux d'audition.

Il existe de nombreux choix d'appareils auditifs, et l'appareil le mieux adapté à chaque patient est déterminé par un audiologiste spécialisé dans la mise en place d'appareils auditifs. Pour les enfants, les audiologistes pédiatriques sont le meilleur choix pour obtenir des conseils.

Dans certaines variétés, le dispositif est maintenu en place par l'oreille externe. Avec les implants de greffe de côte, la gouttière derrière l'oreille n'est généralement pas présente et ces dispositifs doivent être maintenus avec du ruban adhésif double face. Chez les patients avec EPI , l'appareil ne doit pas appuyer sur la peau recouvrant l'implant, car cela pourrait entraîner des lésions cutanées et des problèmes d'implant d'EPP. Les deux précautions sont manipulées facilement avec quelques conseils de votre audiologiste.

Dispositifs de stimulation directe

MedEl Vibrant SoundBridge

MedEl propose un autre dispositif de restauration de l'audition chez un petit nombre de patients. La partie implantée est située sous la peau, au-dessus et derrière l'oreille. Un processeur externe capte le son et le transmet au périphérique interne. Les deux sont maintenus ensemble par attraction magnétique. Aucune partie de l'appareil ne traverse la peau.

L'implant interne derrière l'oreille est relié par un mince fil à un composant vibrant supplémentaire d'environ deux fois la taille d'un grain de riz. Ce composant, appelé transducteur de masse flottante, peut être placé chirurgicalement dans l'oreille moyenne et fixé à un os de l'oreille moyenne ou à une partie de l'oreille où le son est transmis.[10] Les vibrations générées par le transducteur sont directement transmises par le système auditif au cerveau.

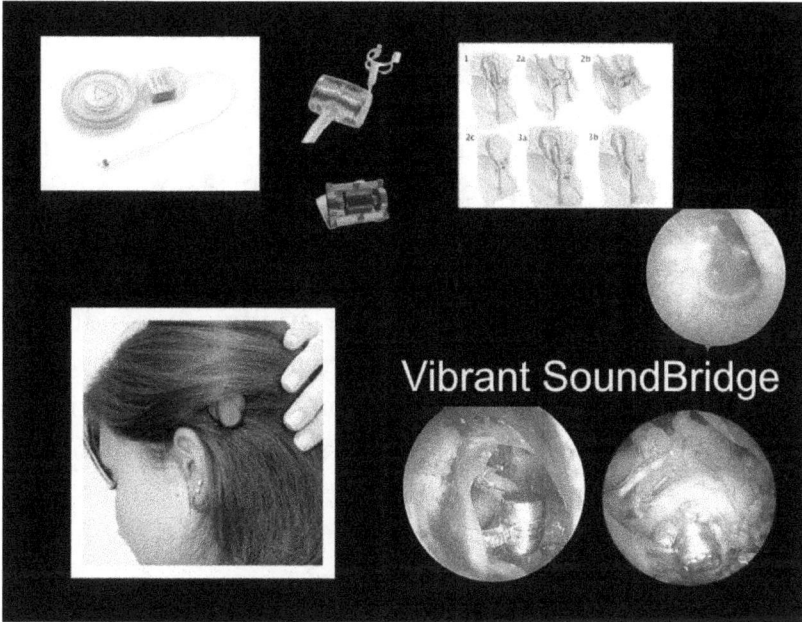

Images du dispositif implantable MedEl Vibrant SoundBridge.

Il est intéressant de noter que l'inventeur du dispositif Vibrant SoundBridge souffre de surdité et que lui-même a été implanté avec ce dispositif. Les images que vous voyez en bas à droite sont des photos réelles de son appareil lorsqu'il a été placé chirurgicalement. Lui et moi avons travaillé ensemble alors que j'étais en formation à l'Université de Stanford, dans le centre de recherche sur l'audition où il a inventé ce dispositif. Des années plus tard, j'ai procédé à l'opération pour lui, à l'époque où ces photos ont été prises.

Inconvénients des prothèses auditives à conduction osseuse (BCHAs)

La stimulation avec une aide auditive à conduction osseuse (BAHA, Ponto, Sophono, BoneBridge) stimule les deux oreilles internes avec le même signal. Étant donné que le cerveau a besoin de deux flux de données distincts pour localiser les sons, une aide auditive à conduction osseuse ne fournit pas les informations nécessaires au cerveau pour remplir cette fonction. Les aides auditives à conduction osseuse ne permettent pas aux patients de localiser le son, même si deux d'entre eux sont portés.

De même, comme le cerveau a besoin de deux flux de données auriculaires pour entendre normalement dans le bruit de fond, et que les BCHA ne le fournissent pas, entendre dans le bruit avec les BCHA n'est pas idéal. Les BCHA sont les plus utiles dans les situations de bruit faible à modéré. Nous avons vu à plusieurs reprises que des enfants atteints de CAAM unilatérale qui portent un BCHA retirent volontairement ces dispositifs dans des situations de bruit modéré à élevé. La raison en est que la bonne oreille - l'oreille non-CAAM - émet des sons à la fois du conduit auditif normal et du mécanisme auditif ET du BCHA. Lorsque les environnements sonores deviennent plus forts, les deux sons ensemble prêtent à confusion et les patients entendent avec une oreille normale.

La qualité sonore des dispositifs de conduction osseuse implantés est également quelque peu synthétique. Les patients décrivent le son comme étant robotique ou semblable à une machine avec une composante haute fréquence supérieure à la normale. Le son est toutefois fonctionnel et utile pour la compréhension et le développement de la parole.

Si un appareil de conduction osseuse est le meilleur choix pour vous ou votre enfant, vous devez être clair sur le fait que la chirurgie de révision sera nécessaire chez presque 100% des patients pédiatriques. Ceci est rarement informé par les chirurgiens qui recommandent ces dispositifs. Deux sources entraînent le besoin de révision:

- Infection et / ou dispositif sortant. Dans les dispositifs BCHA comportant un composant à travers la peau (tels que BAHA Connect ou Oticon Ponto), les infections cutanées locales se produisent en moyenne 2,3 fois par an. Ils sont généralement faciles à traiter avec un nettoyage en douceur et des médicaments topiques, mais peuvent nécessiter une révision.

- L'extrusion d'appareils auditifs à conduction osseuse implantables est pratiquée chez 8% des patients. Cela signifie que la partie insérée du périphérique va sortir.

- À mesure que l'enfant grandit, la peau du cuir chevelu et l'épaisseur du crâne augmentent considérablement. (Par exemple, les enfants de cinq ans environ ont une épaisseur de peau de crâne de 4 à 5 mm et les adultes, de 12 à 17 mm.) En raison de ces changements, il y a près de 100% de chances qu'une partie de l'implant doive être changée lorsqu'un enfant devient adulte.

Le coût des BCHA implantables peut être inférieur à la chirurgie d'un conduit auditif au début. À long terme, le coût des dispositifs implantables est considérablement plus élevé. Les transformateurs externes sont remplacés en moyenne tous les quatre ou cinq ans, et chaque remplacement coûte entre 5 000 et 7 000 dollars américains. La chirurgie de révision est inévitable et ajoutera également un fardeau financier.

Les patients atteints de CAAM bilatérale doivent être équipés d'aides auditives à conduction osseuse sur un serre-tête dans les premiers mois suivant la naissance. La chirurgie n'est pas nécessaire pour installer un dispositif à bande souple et peut être effectuée en une journée dans des centres qualifiés. Le son émis par un appareil auditif à conduction osseuse pour serre-tête n'est pas aussi performant que le modèle implanté, mais il est suffisamment proche du son normal pour permettre la stimulation du système auditif et le développement de la parole. La surface BCHA peut être portée jusqu'à ce que le meilleur traitement CAAM soit déterminé deux ou trois ans plus tard. Sans l'utilisation précoce et fréquente de cet appareil, il se produira de graves effets sur le langage et la formation de mots.

De nombreux patients utilisent un bandeau BCHA pendant leurs trois premières années avant de créer chirurgicalement un conduit auditif . Cette approche maximise les trois premières années de développement de la parole.

Certains parents choisissent également d'utiliser un serre-tête BCHA dans la CAAM unilatérale. Il ne fait aucun doute que le son émis par le dispositif de surface stimule la voie de l'oreille interne et du cerveau de la CAAM. Bien que nous estimions que cela s'avérerait bénéfique, il n'existe pas suffisamment de données pour recommander cette stratégie à tous les patients. Nous savons cependant qu'un bandeau BCHA doit être introduit tôt (de préférence moins de six à huit mois) ou un enfant ne l'acceptera pas. Les enfants de deux ou trois ans retirent simplement l'appareil à chaque fois qu'un parent tente de le mettre! À l'inverse, si les enfants utilisent des appareils dès leur plus jeune âge, ils les acceptent comme faisant partie de leur vie normale.

Options de réparation de la microtie

Deux méthodes principales de reconstruction chirurgicale de l'oreille externe existent aujourd'hui et sont détaillées ci-dessous - réparation par greffe de côte et réparation d'EPI. Votre choix de technique pour reconstruire la malformation de l'oreille externe a une incidence sur le moment de la réparation de l'atrésie si votre enfant est candidat à une chirurgie du conduit de l'oreille. La chirurgie du conduit auditif suit la réparation de la greffe thoracique. La chirurgie du conduit auditif a lieu avant ou en même temps que la réparation de l'ÉPI. La consultation d'un chirurgien plasticien adepte de la technique est un élément important et nécessaire de la planification du traitement. Votre décision devrait être prise au moment de la lecture du scanner à l'âge de 2,5 ans.

Les chirurgiens plasticiens ne pratiquent généralement qu'une seule technique et peuvent déterminer avec la plus grande précision quelle est la meilleure méthode. Attendez-vous à recevoir des informations contradictoires si vous parlez à différents chirurgiens plasticiens, surtout s'ils utilisent des techniques différentes. J'ai essayé de vous présenter certains avantages et inconvénients des différentes techniques décrites ci-dessous et de vous aider à savoir quoi demander à votre chirurgien plasticien. Nous restons disponibles pour vous aider à trier différentes recommandations de différents chirurgiens en cas de frustration ou de confusion.

Je vous conseille de demander combien de réparations chirurgicales ont été effectuées par un chirurgien plasticien lors d'une consultation. Il faut pas mal de cas pour devenir bon en réparation de microtie. Vous devez vous efforcer d'éviter les conséquences désastreuses des chirurgiens inexpérimentés qui opèrent votre enfant avec de bonnes intentions.

Sachez qu'un pourcentage élevé de chirurgiens plasticiens en sait peu sur l'ouïe ou sur l'importance de la restauration précoce de l'audition pour le développement de la parole et du langage et du cerveau. (Cela se comprend car la perte d'audition n'est pas un sujet d'éducation dans les programmes de formation en chirurgie plastique.) Par conséquent, votre chirurgien plasticien peut ne pas prendre en compte cet aspect du fonctionnement de votre enfant et son avenir lorsqu'il recommande un traitement. Certains chirurgiens plasticiens se sont renseignés sur les effets de la déficience auditive sur leurs patients et font du bon travail en les prenant en compte dans la planification du traitement. D'après mon expérience, il est préférable de consulter votre ORL à propos des conseils donnés par un chirurgien plasticien au sujet de l'audition.

La partie mal formée de l'oreille externe s'appelle parfois le pinna. Trois options de reconstructions existent:

- PROTHÈSE EXTÉRIEURE
- Implant de greffe de côte
- Implant de polyéthylène poreux (EPI)
  (MEDPOR ™, Supor ™)

Les différences entre les techniques sont brièvement décrites ci-dessous. Vous devez sélectionner une méthode de reconstruction de l'oreille externe avant de pouvoir établir le plan final de l'audition.

Comparaison des options de reconstruction de l'oreille externe

	Quand la procédure de l'oreille externe commence	Nombre de chirurgies requises	Genre de chirurgien nécessaire pour la procédure de l'oreille externe	Quand une chirurgie du conduit auditif peut avoir lieu
PROTHÈSE EXTÉRIEURE	n'importe quelle période	Aucune	Spécialistes en prothèses	Avant ou après le montage. Une prothèse externe peut être ajustée autour du conduit auditif.
Implant de greffe de côte	Cinq ou six ans	Trois à quatre	Chirurgie plastique	Plus tard (après avoir terminé la série de chirurgies de trois à quatre oreilles)
PPE implant	Trois ans	Une	Chirurgie plastique	Avant ou en même temps

Dans le monde entier, plus de patients ont bénéficié des techniques de greffe de côte. La réparation de la greffe de côte a été pratiquée depuis les années 1960, et de plus en plus de chirurgiens la connaissent bien. Au cours de la dernière décennie, toutefois, on s'éloigne de la méthode traditionnelle de réparation de la microtie dans des centres d'excellence comme le nôtre. Plus de parents choisissent l'implantation d'EPI plutôt que l'implantation de greffe de côte chez nos patients. Peu de patients utilisent une prothèse externe à moins d'être candidats à une reconstruction chirurgicale. Les exemples où les prothèses sont une bonne option incluent les oreilles manquantes, les oreilles brûlées ou les oreilles dépourvues des tissus nécessaires au succès de la reconstruction (comme déterminé par un chirurgien plasticien).

Presque toujours, différents chirurgiens sont nécessaires pour effectuer la réparation de l'atrésie et de la microtie chez chaque patient. Pour de meilleurs résultats, une coordination et une communication transparentes sont nécessaires entre ces équipes. Sans lui, un chirurgien peut rendre le travail d'un autre chirurgien difficile, voire impossible. Par exemple, si la chirurgie de la mâchoire est effectuée avant la chirurgie de la microtie et que l'artère nécessaire à la reconstruction de l'oreille externe est endommagée, l'implantation de l'EPI peut être difficile, voire impossible, et une technique différente devra peut-être être utilisée.

Je travaille avec des chirurgiens qui utilisent chaque technique. Souvent, les parents me demandent mon avis objectif sur les trois techniques. En décrivant chacun d'eux et en énumérant les principaux avantages et inconvénients de chacun, j'espère pouvoir vous aider à choisir votre meilleur choix.

Prothèse Extérieure

De quoi s'agit-il ?

Un modèle d'oreille externe peut être fabriqué en plastique caoutchouteux. Il est extrêmement réaliste et peut correspondre à une oreille existante presque à l'identique. Pour avoir une idée de la technologie, imaginez un film hollywoodien dans lequel des costumes et des effets étonnants sont créés.

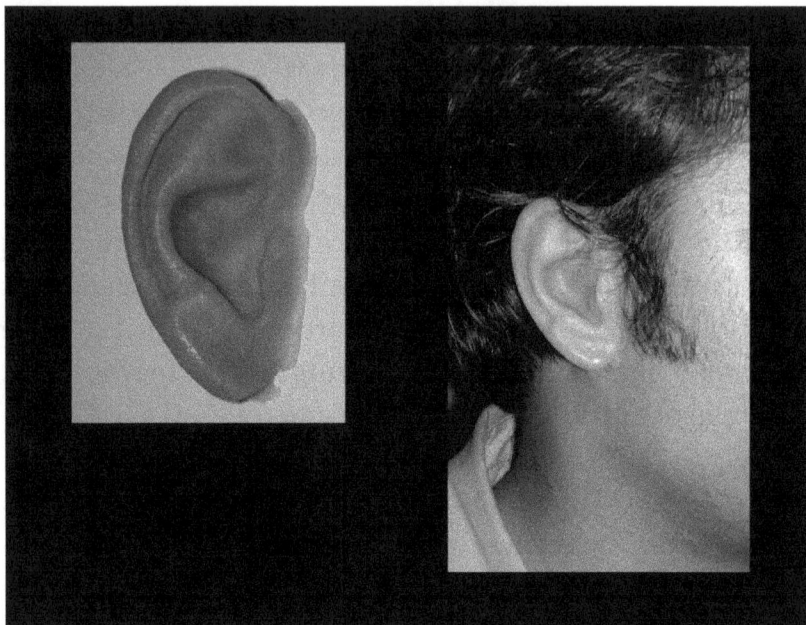

Un exemple de prothèse d'oreille externe maintenue en place par des colles.

Comment s'en sert-on?

Les utilisateurs portent la prothèse chaque jour et la retirent chaque nuit. Le dispositif reste en place sur l'oreille microtienne existante ou autour d'un conduit créé. Deux méthodes sont utilisées pour sécuriser la prothèse. Les colles sont la méthode la plus courante. Vous pouvez également utiliser des aimants pour maintenir la prothèse externe au bon endroit. Les aimants nécessitent une intervention chirurgicale pour les placer. Après guérison, la prothèse externe est créée avec les aimants correspondants pour la maintenir en position.

Avantages

- Peut fournir une reconstruction lorsque les options chirurgicales ne sont pas possibles

- Fournir la reconstruction la plus réaliste et réaliste

Désavantages

- Peut tomber pendant le port et exposer la malformation de l'oreille sous-jacente

- Les applications quotidiennes peuvent être longues et difficiles

- Les tons naturels de la peau changent avec les saisons chaudes et froides, il faut donc au moins deux teintes de bronzage différentes.

- En raison de l'usure, des dommages ou de la perte, plusieurs prothèses seront nécessaires au cours de la vie du patient.

Greffes

En cas de greffe de côte, une partie de la côte est retirée de la paroi thoracique pour constituer une forme d'oreille. Cette forme est ensuite implantée sous la peau existante de l'oreille microtienne après le retrait du tissu cartilagineux mal formé. Une ou deux oreilles peuvent être construites en utilisant la technique de greffe de côte. Une côte suffisante d'un côté de la poitrine antérieure est utilisée pour chaque oreille.

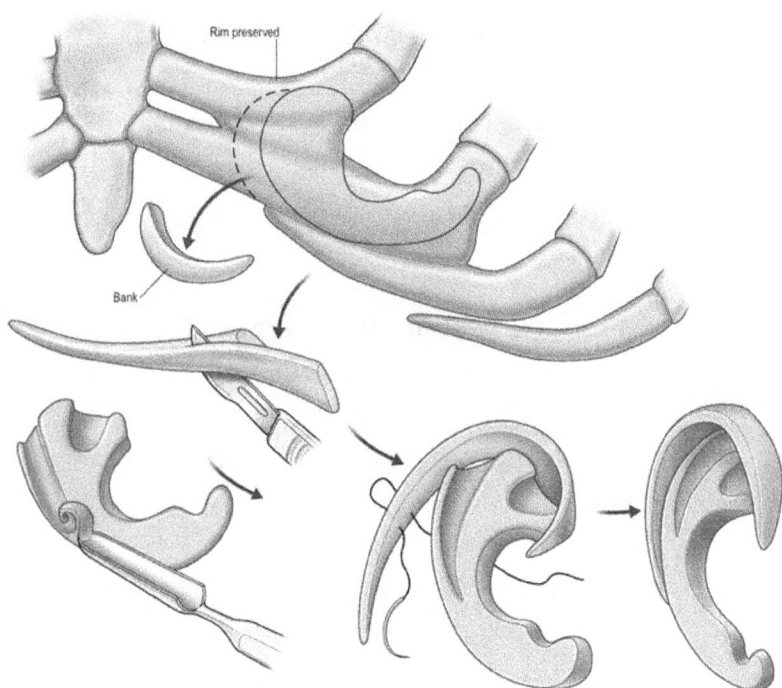

Pour la reconstruction de l'oreille externe de greffe de côte, le cartilage de côte est prélevé dans la paroi thoracique antérieure et utilisé pour créer un échafaudage personnalisé destiné à être implanté sous la peau.

Les enfants doivent avoir au moins cinq ou six ans, voire plus s'ils ont un petit corps, pour que le cartilage soit suffisamment présent pour permettre la construction d'une oreille. Trois ou quatre étapes de reconstruction sont réalisées, chacune avec sa propre intervention chirurgicale.

Traitement

1. Le premier est le retrait de la côte et la création et l'implantation de la forme de l'oreille.

2. Le lobe de l'oreille (qui est généralement relativement normal mais dans la mauvaise position dans une oreille de microtie) est déplacé dans la position correcte après la guérison de l'implant de cartilage.

3. L'oreille est soulevée avec une greffe de peau derrière le cartilage pour aider l'oreille à se projeter loin de la tête et à correspondre au côté opposé.

4. Certains chirurgiens ajoutent une quatrième reconstruction pour ajouter un tragus, qui est un petit morceau de cartilage normalement situé devant le conduit auditif. Certains chirurgiens effectuent cette étape lors de la troisième opération.

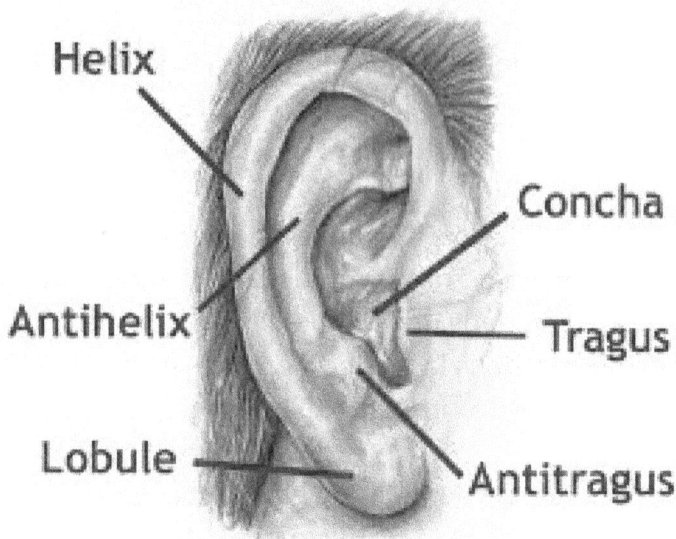

Diagramme des repères anatomiques normaux de l'oreille externe.

La reconstruction du conduit auditif doit avoir lieu après le prélèvement de côte pour que la technique de greffe de côte puisse guérir de manière appropriée. (Voir la chirurgie de réparation d'atrésie ci-dessous.)

Chaque étape nécessite une cicatrisation avant la prochaine intervention chirurgicale. En moyenne, les patients de Global Hearing qui choisissent une chirurgie de greffe de côte nécessitent en moyenne 3,6 interventions chirurgicales avant la création d'un conduit auditif. Notre âge moyen pour la création de conduit auditif avec réparation de microtie de greffe de côte à l'oreille est de 11,6 ans.

Comme vous le savez dans la section sur la période critique de développement ci-dessus, 11,6 années sont au-delà de la période de développement normal de parties importantes de l'audition, telles que la parole et le langage.

Traitement

Si la réparation de la microtie par greffe de côte est sélectionnée, il est important de stimuler l'oreille en cours de reconstruction avec un appareil auditif à conduction osseuse (une description de cette technologie est présentée ci-dessous) jusqu'à ce que le conduit auditif soit reconstruit.

Avantages

- Comme la côte est notre propre tissu, la réaction au matériau est minimale. Cette technique évite l'utilisation de corps étrangers dans le corps. La nouvelle oreille est en réalité une greffe des propres tissus du patient et le corps risque fort de l'accepter et de guérir correctement.

- Le taux d'exposition de l'implant - en d'autres termes, lorsque l'implant dépasse de la peau et nécessite une autre intervention chirurgicale pour son retrait et son remplacement - est de 1% pour les patients.

- Plus résistant aux blessures traumatiques que les EPI. Les deux techniques peuvent subir des blessures pouvant nécessiter une chirurgie de révision.

- La chirurgie de greffe de côte ne limite pas les activités d'un patient.

- L'oreille reconstruite a une meilleure sensation sur l'oreille et la peau environnante. Comme la greffe thoracique ne nécessite pas la dissection du tissu sous le cuir chevelu, le risque de perte de cheveux ou d'amincissement du cuir chevelu n'est pas présent.

- Il est rare de devoir remplacer un implant de greffe thoracique.

- L'infection autour de la chirurgie représente moins de 1% des cas.

Inconvénients

- En raison du calendrier prolongé de la chirurgie de greffe de côte, la reconstruction de l'oreille externe n'est accomplie qu'après l'âge auquel les autres enfants les taquinent souvent sur leur apparence physique.

- Les interventions chirurgicales multiples sont difficiles et peuvent être psychologiquement difficiles pour les enfants juste au début de l'adolescence.

- La cicatrisation et la douleur résultent du prélèvement de cartilage dans la paroi thoracique.

- Comme la chirurgie de la microtie par greffe de côte doit être terminée avant la chirurgie du conduit auditif, l'audition n'est pas restaurée avant l'âge de dix ans, lorsque la période critique du développement de l'audition et de la parole est passée. Nous avons constaté une différence, notamment auditive dans le bruit, chez les patients dont l'audition a été restaurée plus tard. Ces patients sont laissés avec des déficits auditifs et fonctionnels permanents. Il est possible de minimiser, mais non d'atténuer, ces effets en utilisant un appareil auditif à conduction osseuse jusqu'à ce que l'audience soit rétablie.

- Par rapport aux EPI, une greffe de côte a une apparence moins normale. Ceci est principalement dû au fait que les oreilles réalisées avec une greffe thoracique sont généralement situées contre la tête et ne font pas saillie comme une oreille normale. De côté, ils peuvent être naturels. De face ou de tout autre angle, il est clairement anormal.

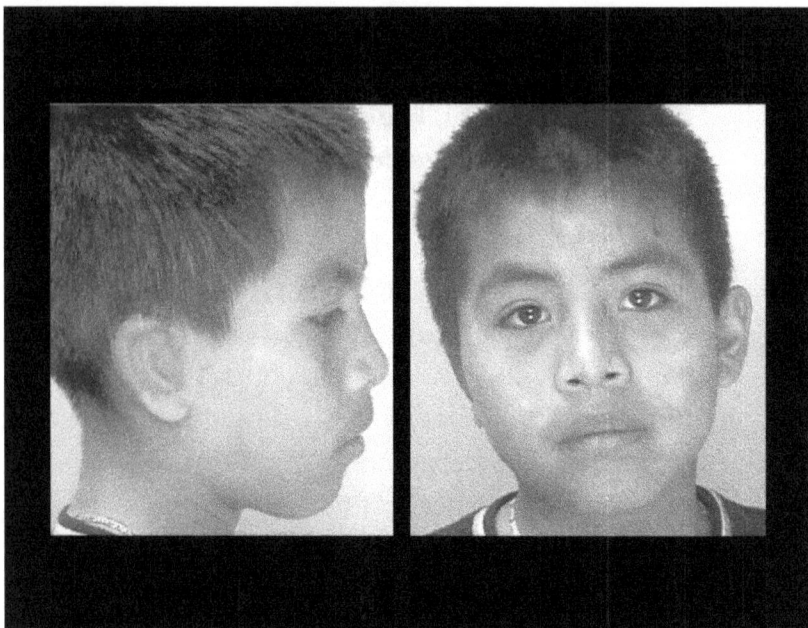

Un exemple de patient avec CAAM droite unilatérale après reconstruction de l'oreille externe avec une greffe de côte. Notez le manque de projection naturelle loin de la tête par rapport à l'oreille gauche normale.

- Le taux de rétrécissement du conduit de l'oreille après une chirurgie du conduit de l'oreille (appelée sténose et décrite ci-dessous dans la section sur la réparation du conduit de l'oreille) est plus élevé avec la greffe de côte que l'implantation d'EPI.

- Les côtes peuvent se résorber avec le temps, entraînant la réduction de la taille de l'implant ou sa déformation.

Implantation en polyéthylène poreux (PPE)

La reconstruction chirurgicale est réalisée avec un matériau synthétique conçu pour une implantation. Le matériau est construit avec un design poreux, de sorte que les vaisseaux sanguins et les tissus s'y développent au cours de la guérison. Le matériau est fabriqué par au moins deux entreprises et se compose de deux pièces. Les pièces sont soudées ensemble dans la salle d'opération pour créer la forme d'une oreille et de la taille souhaitée. L'implant PPE est ensuite placé dans la position souhaitée.

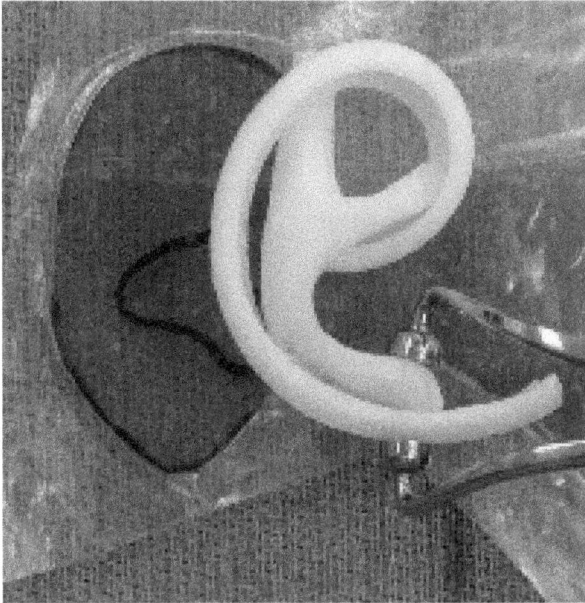

Implant d'oreille PPE en construction, dimensionné selon un gabarit dessiné pour correspondre à l'oreille opposée normale.

Une membrane tissulaire située normalement entre la peau du cuir chevelu et l'os du crâne est disséquée librement pendant la chirurgie et laissée attachée à son flot sanguin juste au-dessus de l'oreille normale. La membrane est placée sur l'implant PPE et une aspiration est utilisée pour rétrécir la membrane sur l'implant PPE. Les greffes de peau sont prélevées sur d'autres parties du corps et cousues ensemble sur le lambeau de la membrane. Ensuite, ils sont également aspirés sur la surface du lambeau de la membrane pour recouvrir l'implant PPE. L'approvisionnement en sang du lambeau de la membrane fournit de l'oxygène aux greffes de peau jusqu'à ce qu'elles soient cicatrisées, car l'arrangement crée une doublure de tissu vivant.

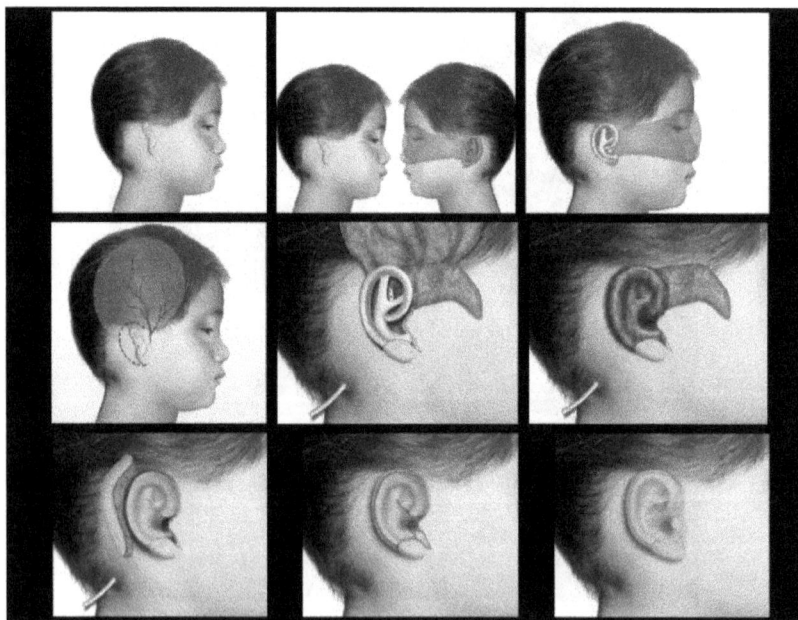

Les étapes globales de la réparation de microtie EPI. Tout d'abord, un modèle est créé (le cas échéant) à partir de l'oreille opposée, qui est utilisé pour personnaliser l'implant PPE. Un lambeau de tissu est disséqué et abaissé pour couvrir l'implant, le maintenant en place. Enfin, des greffes de peau sont utilisées pour couvrir l'oreille nouvellement construite.

La chirurgie du conduit auditif peut être réalisée avant la reconstruction de l'EPI ou en même temps. (Voir les sections respectivement : réparation d'Atrésie et Réparation combinée d'Atrésie Microtie.)

Il faudra laisser guérir le conduit auditif pendant au moins quatre mois (une séparation de six mois est l'idéale) avant de subir une reconstruction d'EPI, si votre plan de traitement prévoit des chirurgies séparées. La reconstruction du conduit auditif après un EPI augmente les risques d'implantation de l'EPI. Bien que nous ayons pratiqué une chirurgie du conduit après l'implantation d'EPI chez quelques patients, nous déconseillons cette approche en raison du risque accru de complications de l'implant d'EPI.

Avantages

- Étant donné que l'implantation d'EPI ne repose pas sur le tissu entourant le conduit de l'oreille pour cicatriser correctement avant d'aborder le conduit de l'oreille, la chirurgie du conduit peut être réalisée avant ou en même temps que l'EPI.

- Lorsqu'il est réalisé dès l'âge de trois ans, l'EPI permet une restauration et un développement auditif normal pendant la période critique, tout en répondant aux préoccupations esthétiques de la microtie et de l'atrésie.

- L'implantation d'EPI peut être et est généralement réalisée avant l'âge scolaire, lorsque le fait de paraître différent de celui de ses camarades de classe est un problème.

- En moyenne, 2,6 interventions chirurgicales de moins sont nécessaires pour un EPI par rapport à une implantation de greffe de côte. Ceci est moins difficile psychologiquement et physiquement pour les enfants, pour des raisons évidentes.

- Les meilleurs résultats obtenus avec un implant EPI sont supérieurs à ceux obtenus avec une greffe de côte imitant des oreilles normales. Cela est principalement dû à la manière dont les oreilles reconstruites font saillie du crâne pour correspondre à l'autre oreille, quel que soit l'angle.

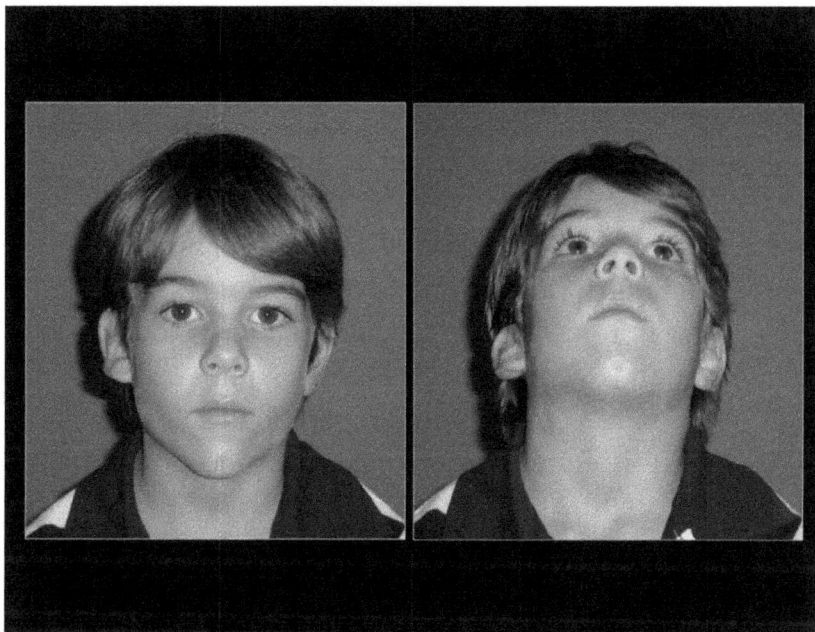

Ce patient avait une CAAM à droite unilatérale et a choisi de faire reconstruire l'oreille externe via une implantation d'EPI. Notez l'excellente symétrie des oreilles, en particulier en ce qui concerne la projection de l'oreille de la tête. (Comparez avec l'image précédente de la greffe de côte.)

- L'implantation d'EPI est plus facilement couplée à un conduit auditif. Certains implants de greffe de côte peuvent être mal placés sur la zone où le conduit auditif devrait être. Comme le conduit auditif doit toujours être créé avant ou en même temps que l'EPI, nous ne voyons pas l'EPI mal placé au-dessus du conduit auditif.

- Le taux de rétrécissement du conduit de l'oreille est plus faible avec l'implantation d'EPI par rapport à l'implantation d'une greffe de côte.

- L'implantation d'EPI et la chirurgie canalaire peuvent être réalisées en une seule procédure ambulatoire, ce qui minimise le nombre d'interventions chirurgicales sans compromettre d'excellents résultats. Nous sommes actuellement la seule équipe au monde à effectuer une réparation combinée atrésie et microtie en une seule procédure (la procédure CAM).

Inconvénients

- Les EPI sont les meilleurs matériaux que nous avons actuellement pour la construction d'implant. Néanmoins, il s'agit toujours d'un matériel étranger et des problèmes peuvent survenir. L'implant traverse la peau chez 4% des patients. Habituellement, cela se produit au début de la période postopératoire, mais peut également se produire plus tard. Si cela se produit, l'implant peut être recouvert par une petite intervention chirurgicale qui repositionne les tissus locaux. Dans de rares cas, une intervention chirurgicale plus importante est nécessaire pour retirer l'implant et permettre à la peau de guérir. Dans ce cas, l'implant doit alors être

remplacé par une intervention chirurgicale
ultérieure.

- L'EPI est plus susceptible de se briser avec
un coup à l'oreille. L'ossature soudée
chirurgicalement dans la salle d'opération
peut se séparer, entraînant une perte de
forme et / ou un problème de tissu au-dessus
de l'implant PPE. Ceci est rare mais peut
conduire à une reprise chirurgicale avec
remplacement d'implant.

- Les taux d'infection autour de la chirurgie
sont plus élevés avec un EPI qu'avec une
greffe de côte. Toutefois, ce taux d'infection
reste faible et concerne moins de 1% des cas.

L'aspect esthétique suivant la reconstruction de la
microtie est important pour votre choix. Cela peut éviter
des conséquences psychologiques et sociales importantes
pour votre enfant. Cependant, l'expérience m'a aussi
appris que plus votre enfant grandira, plus sa fonction
auditive sera importante, à la fois pour lui et pour vous.
C'est à vous de prendre en compte l'audition, le
développement et les fonctions futures dans votre
processus de prise de décision.

Conseil direct

Je veux m'assurer que vous comprenez l'erreur que certaines familles commettent. Si les parents se concentrent uniquement sur l'apparence d'une oreille et ne traitent pas l'audition tôt dans la vie de l'enfant, ils regrettent presque toujours l'effet sur leur audition ultérieure. Je peux vous promettre que le fait d'avoir une seule oreille auditive imposera des limites à ce que votre enfant peut et devrait être à l'avenir. La meilleure stratégie consiste à marier forme ET fonction avec le plan que vous mettez en place.

Résultats d'audience après la chirurgie

Les résultats d'audience attendus peuvent être compris en corrélant les chances de succès avec un score de tomodensitométrie. Chez les enfants dont le score CT est égal ou supérieur à 5, un pourcentage élevé de ces enfants (> 95%) a une meilleure audition. L'audition peut être partielle ou même être ramener à la normale. Il est important de comprendre que même les meilleurs résultats de la chirurgie de réparation de l'atrésie ne ramènent pas l'audition au niveau d'une oreille normale, mais que cela peut s'en rapprocher. Après la chirurgie, le cerveau utilise les données de la «nouvelle» oreille et les intègre au signal normal provenant de l'oreille non affectée dans les cas de la CAAM unilatérale. Dans les cas de CAAM bilatérale, les niveaux d'audition permettent souvent aux enfants d'arrêter d'utiliser des appareils tels que la bande souple BAHA ou Ponto, leur permettant de vivre sans appareil.

Traitement

L'analyse de nos cas chirurgicaux a produit les données suivantes. Les patients dont le score de tomodensitométrie est compris entre 8 et 10 ont la plus grande chance (80%) d'atteindre la plage d'audition normale, définie comme étant comprise entre 0 et 30 dB sur l'audiogramme. En d'autres termes, 8 patients sur 10 présentant des scores de cet intervalle obtiendront une audition dans l'intervalle normal. Les deux patients restants sur 10 ont de fortes chances d'améliorer l'audition mais entendent en dehors de la plage normale dans cette oreille. Les patients avec un score de 6 ou 7 ont également une bonne chance (67%) d'atteindre l'objectif de 0-30 dB pour l'audition. Encore une fois, notez que certains patients qui n'atteignent pas la plage de 0 à 30 dB peuvent fréquemment subir une réparation osseuse de l'oreille moyenne lors d'une seconde intervention chirurgicale afin d'élever l'audition à une plage normale. Chez nos patients, une deuxième intervention chirurgicale a été nécessaire dans 6% des cas (ou 1 sur 17). Si l'audience n'atteint pas 0-30 dB, nous avons à notre disposition d'autres méthodes, notamment l'utilisation de dispositifs auditifs à conduction aérienne, comme indiqué précédemment dans ce livre.

Les enfants avec un score de 5 ont un peu moins de 50% de chance d'atteindre les niveaux souhaités. Des scores de 4 ou moins permettent rarement une amélioration significative de l'audition. C'est la raison pour laquelle nous ne recommandons pas une intervention chirurgicale avec des scores de scanner de 4 ou moins.

RÉSULTAT D'AUDITION

Données sur 24 mois: n = 70 cas

CT 8-10

CT 6-7

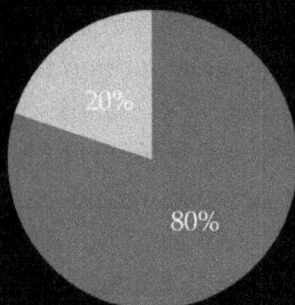
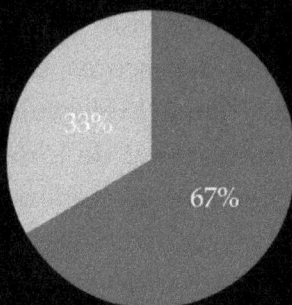

20%

80%

33%

67%

■ 0-30 dB   ■ > 30 dB

Le résultat de l'audition est basé sur le J-score du scanner. Les pourcentages en bleu foncé indiqués correspondent à la fraction de patients dans chaque catégorie qui ont obtenu une audition dans la plage normale de 0-30 dB après une chirurgie du conduit. Les pourcentages en bleu clair représentent les patients dont l'audition était en dehors de la plage 0-30 dB. Malgré tout, presque tous les patients ont amélioré leur audition après la chirurgie du conduit.

Aspects à prendre en compte à l'avenir

Je crois que l'avenir est prometteur pour une révolution dans la réparation de la microtie. Les nouvelles techniques de biomatériaux utilisent les propres tissus du patient pour créer une oreille plus réaliste en texture et en forme. Par exemple, certaines entreprises travaillent sur du matériel imprimé en 3D. De cette façon, une oreille peut être hyper-personnalisée. Supposons, par exemple, que votre enfant ait une CAAM unilatérale. Son oreille reconstruite peut être adaptée presque exactement à l'oreille existante. Ou, si votre enfant a une CAAM bilatérale, peut-être que leurs oreilles auront la même forme que les vôtres!

Actuellement, les implants de greffe de côte et les implants d'EPI sont rigides et ne se plient pas. Si un matériau peut être fabriqué à partir des propres tissus du patient et peut être rendu plus flexible, l'oreille peut sembler plus naturelle et, surtout, peut être plus résistante aux traumatismes. Cette stratégie réduira également les taux d'exposition constatés avec les EPI, car le matériau n'est pas étranger et sera davantage biocompatible.

Je prédis que la technique chirurgicale d'implantation des EPI va continuer et sera utilisée pour implanter des oreilles externes plus récentes et de meilleure qualité pour les biomatériaux dans les 3 à 10 prochaines années. Bien que cela soit passionnant, cela crée d'autres problèmes. Par exemple, combien de temps voudriez-vous voir les données des patients portant ces nouveaux implants avant que nous puissions supposer que la technique se maintienne au fil du temps? Quel genre de complications tardives existe-t-il ET comment cela se passe-t-il après 10, 20 ou même 30 ans? À l'heure actuelle, nous avons plus de 50 ans d'histoire avec les implants de greffe de côte et plus de 20 ans avec les implants d'EPI. Néanmoins, il est excitant de voir une nouvelle et meilleure solution à l'horizon.

Une question courante est la suivante: «Pouvons-nous reconstruire le conduit auditif de notre enfant et attendre que la technologie de l'oreille externe s'améliore, et si oui, combien de temps devrions-nous attendre ?" Oui, si un conduit auditif est créé, la reconstruction de l'oreille externe peut attendre des années. Certains patients choisissent actuellement de n'utiliser un conduit auditif que chez les jeunes enfants afin de profiter des avantages du développement auditif et cérébral pendant la période critique. Ils prévoient d'observer l'évolution rapide de la technologie de reconstruction de l'oreille externe avant de subir une intervention chirurgicale pour le composant microtie de CAAM.

En outre, nous disposons d'une expérience suffisante pour savoir que le remplacement des implants d'EPI n'est pas une opération extrêmement difficile. Lorsqu'un implant d'EPI se casse, il est remplacé par une incision verticale et par l'ouverture de la poche cutanée autour de celui-ci, à la manière d'une coquille de palourde. Le nouvel implant est ensuite inséré et la peau refermée. L'incision guérit rapidement et magnifiquement dans presque tous les cas. Je ne vois aucune raison pour laquelle un implant d'EPI existant ne pourrait pas être retiré et remplacé par un nouveau matériau de la même taille à l'avenir, le cas échéant.

Une autre combinaison possible de techniques peut s'avérer être l'implantation d'une greffe de côte après une chirurgie du conduit de l'oreille primaire, lorsque la chirurgie du conduit est réalisée en premier en utilisant une approche mini-invasive connue sous le nom de canalplastie micro-incision. Cette technique minimise les cicatrices autour du site du conduit créé chirurgicalement. Étant donné que la peau autour du conduit auditif n'est pas perturbée, cette technique peut permettre la mise en place ultérieure d'une greffe de côte lors d'une seconde intervention chirurgicale, ce qui permet la reconstruction du conduit avant la chirurgie de greffe de côte.

Algorithme de décision de traitement

Cet algorithme s'est avéré utile aux parents pour comprendre leurs décisions concernant le traitement par CAAM. Comme vous avez maintenant lu la plupart des informations incluses dans l'algorithme, cela devrait avoir du sens. Notez que de petits écarts dans l'ordre de l'algorithme sont nécessaires pour certains patients, et un plan personnalisé est toujours recommandé. Si vous comprenez cela, vous êtes sur la bonne voie pour comprendre les décisions et les choix de traitement pour une CAAM!

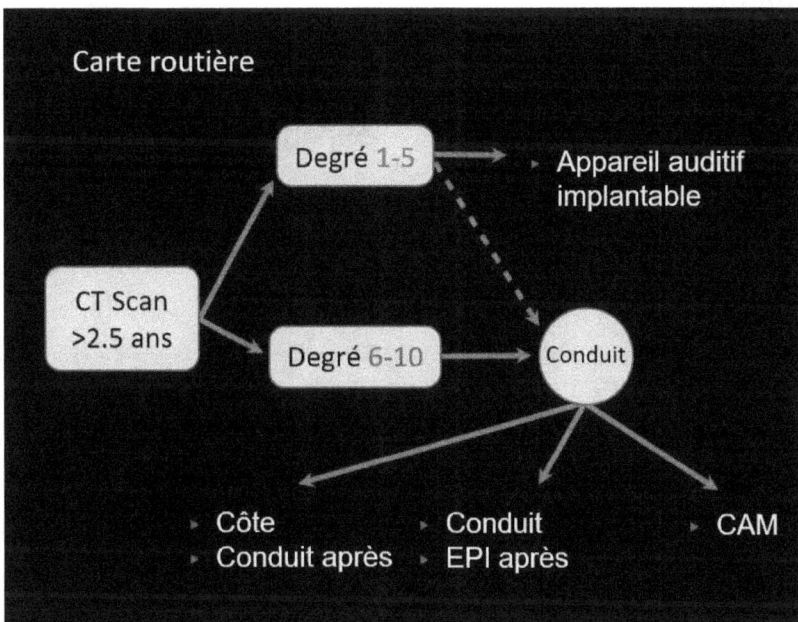

Une feuille de route pour les options de plan de traitement basées sur le score de scanner.

Conditions particulières chez certains patients CAAM

Conduit auditif partiel

Le développement du conduit auditif commence dans les premières semaines après la conception. Il est possible que le processus s'arrête avant la fin. Le plus souvent, une atrésie complète (absence totale du conduit auditif) est l'anomalie la plus courante. Toutefois, dans un faible pourcentage des cas, l'achèvement partiel du développement entraîne la formation partielle du conduit auditif.

Les conduits auditifs partiels peuvent être un court conduit visible de l'extérieur mais ne s'étendant pas complètement jusqu'à un tympan ou pouvant être partiellement présent dans la base du crâne sans ouverture de connexion vers l'extérieur. Il peut même y avoir un tympan partiel. En général, ces patients peuvent obtenir certains des meilleurs résultats d'audition de la chirurgie. Cependant, la procédure chirurgicale est plus difficile que pour une atrésie complète. Les chirurgiens doivent travailler autour de la peau présente et des autres tissus à préserver. Les tomodensitogrammes sont nécessaires pour évaluer le développement partiel du conduit et pour planifier un traitement approprié. Il est important de noter que les cholestéatomes surviennent à un taux plus élevé lors du développement partiel du conduit que chez les patients souffrant d'atrésie totale.

Cholestéatome

Lorsque le conduit auditif et l'oreille externe se forment in utero, le processus peut mal fonctionner et produire un kyste de la peau enfouie appelé cholestéatome. Le tissu piégé forme une tumeur soit dans le tissu mou autour de l'oreille mal formée, soit plus profondément dans l'os du crâne. La tumeur n'est pas cancéreuse mais peut causer des dommages importants si elle n'est pas retirée. Au fil du temps, les cholestéatomes se développent et provoquent une érosion osseuse autour d'eux. Avec l'élargissement, ces lésions destructrices peuvent s'éroder dans les structures de l'oreille, telles que les os de l'oreille moyenne et le nerf facial. Les effets possibles incluent une paralysie faciale, une perte de la fonction auditive dans l'oreille impliquée ou une perturbation grave de l'équilibre. Dans les cas avancés, l'augmentation de la masse peut s'éroder dans la cavité cérébrale et menacer la vie. Chez certains patients, les cholestéatomes sont infectés et endommagent les structures environnantes. Heureusement, cette condition ne survient que dans un faible pourcentage des cas. Dans le cadre de notre évaluation, nous devons toutefois exclure la présence d'un cholestéatome ou de patients à risque élevé d'en développer un dans tous les cas.

Tous les cholestéatomes ne peuvent pas être diagnostiqués en examinant la malformation externe de l'oreille microtienne. Dans certains cas, un cholestéatome peut être présent sans aucun signe externe. Il est également important de noter que chez certains patients, un cholestéatome peut rester non détecté (jusqu'à ce qu'une complication survienne) si une intervention chirurgicale sur l'oreille externe est réalisée sans évaluation préalable d'un scanner pour la présence d'une tumeur. Pour cette raison, un scanner est un élément essentiel de l'évaluation des patients atteints d'atrésie et de microtie.

Pour cette raison, tous les patients CAAM devraient subir un scanner avant toute chirurgie de réparation de microtie ou d'atrésie.

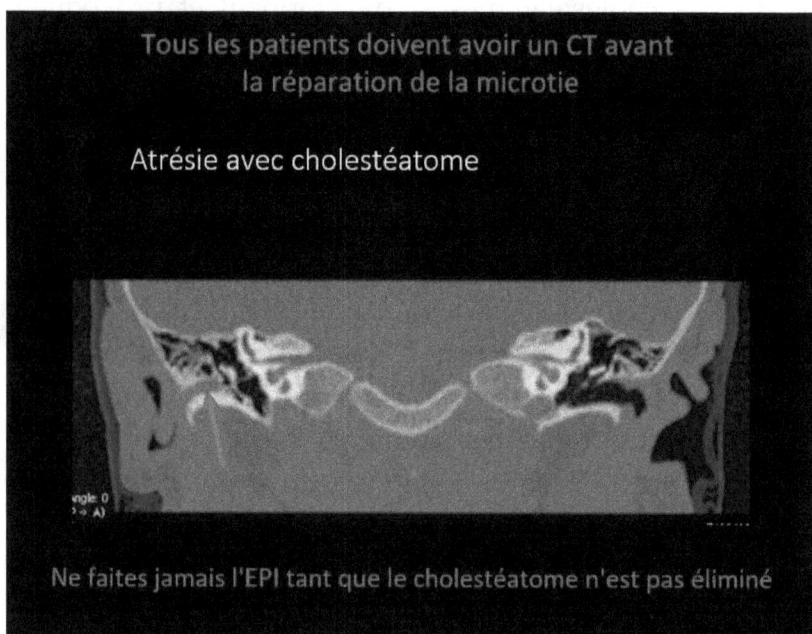

La tomodensitométrie du patient présentant un cholestéatome droit (indiqué par la flèche rouge). Si présent, le cholestéatome doit être retiré avant tout type de chirurgie de l'oreille!

Dans certains cas de petits conduits auditifs, la création d'une oreille externe peut augmenter le risque de développement d'un cholestéatome à partir d'un conduit auditif partiellement formé. Un ORL expérimenté doit prendre cette décision, pas un chirurgien plasticien. Dans d'autres cas de petits conduits auditifs, une oreille externe peut être créée avec un faible risque d'induction de cholestéatome.

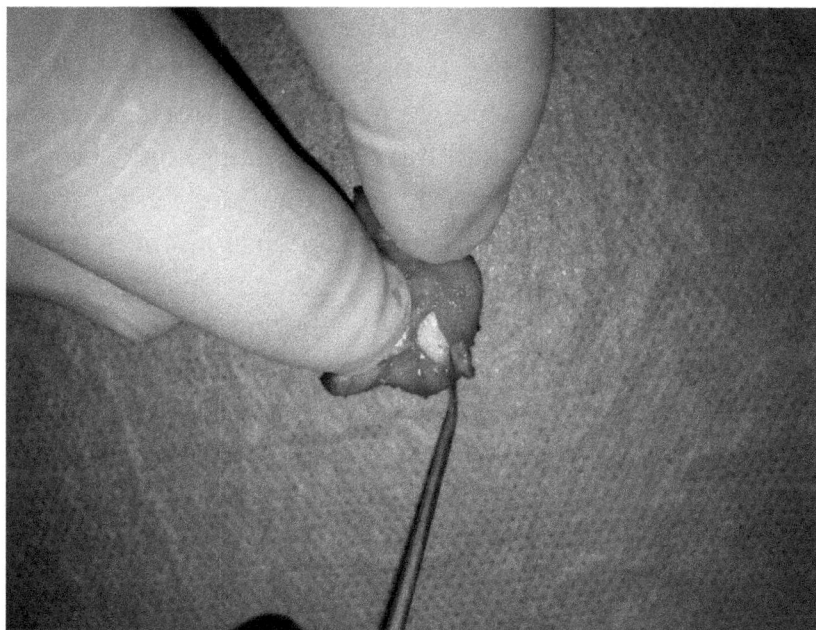

Un cholestéatome après son retrait en salle d'opération. Notez la doublure de peau visible de la tumeur.

S'il vous plaît insister sur un CT pour votre enfant! Certains des chirurgiens reconstructeurs de l'oreille externe les plus expérimentés au monde enfreignent régulièrement cette règle et effectuent une reconstruction de l'oreille externe sans vérifier d'abord la présence de ces tumeurs rares. Même les chirurgiens avec lesquels je travaille le plus étroitement ont commis cette erreur. Encore une fois, si on vous dit qu'un examen visuel suffit à vous assurer qu'un cholestéatome n'est pas présent, vous avez affaire à un chirurgien qui n'est pas pleinement conscient de ces tumeurs et de leurs conséquences.

Chaque année, je suis référé à des patients qui n'ont jamais subi de tomodensitométrie, mais qui présentaient un cholestéatome en croissance qui entraînait de graves complications. En plus de constituer une menace pour le fonctionnement et la vie, la présence d'un cholestéatome non découvert lors d'une reconstruction de la microtie (greffe de côte ou implant PPE) peut entraîner une perte de l'oreille externe. Etant donné que les chirurgiens plasticiens ne lisent jamais les tomodensitogrammes avec CAAM, un ORL qualifié doit examiner le scanner de chaque patient avant tout type d'opération, même si aucun conduit auditif n'est prévu. Je suggère fortement qu' un ORL qui sache rechercher ces tumeurs congénitales lise le scanner de votre enfant. Même les radiologues, qui se spécialisent dans la lecture de rayons X et de tomodensitométrie, savent rarement que ces tumeurs existent et les oublient souvent lors de l'examen des balayages de patients atteints de CAAM.

Les cholestéatomes sont facilement oubliés au moment de la reconstruction de l'oreille externe. J'ai été confronté à cette complication par certains des meilleurs chirurgiens plasticiens du monde spécialisés en CAAM qui ne comprennent pas l'entité ou choisissent parfois de l'ignorer. J'ai également reçu des appels directement des salles d'opération de plusieurs autres chirurgiens qui ont découvert cette tumeur insoupçonnée pendant une intervention chirurgicale et ne savaient pas comment y faire face. Si une tumeur insoupçonnée est découverte lors de la réparation de la microtie, l'opération doit être arrêtée et un ORL expérimenté doit être enrôlé pour retirer le cholestéatome avant de continuer. Étant donné qu'un ORL expérimenté n'est généralement pas disponible à tout moment pour se rendre à la salle d'opération, il est généralement nécessaire de subir une intervention chirurgicale distincte ultérieure pour éliminer le cholestéatome, suivie d'une troisième intervention chirurgicale pour achever la première étape de la réparation de la microtie.

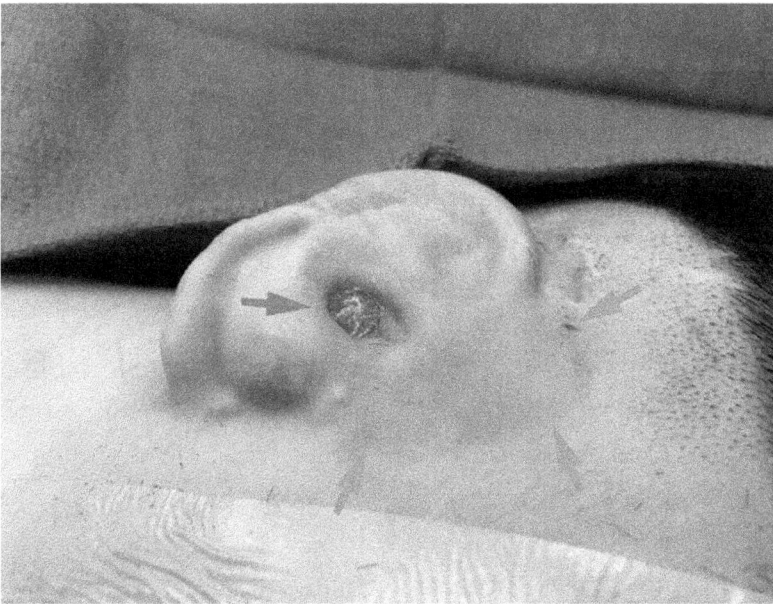

La reconstruction de l'EPI a été placée sur un cholestéatome connu par un chirurgien et sa famille qui ont ignoré les recommandations relatives à l'élimination du cholestéatome. Trois ans plus tard, la tumeur se développait sous l'implant, menaçant la vie de l'enfant et nécessitant le retrait de l'implant PPE.

Les cholestéatomes doivent être complètement éliminés pour assurer la sécurité de l'enfant. Même une cellule de tissu laissée dans le tissu ou l'os de la base du crâne repoussera et reformera une tumeur. Les ORL utilisent des microscopes opératoires pour la microchirurgie de l'oreille afin d'éliminer les cholestéatomes. La tumeur s'étend souvent profondément dans les structures osseuses ou du cou, là où les chirurgiens de l'oreille externe ne travaillent pas régulièrement. Pour cette raison, ils ne devraient jamais être enlevés sans un ORL familiarisé avec ces structures, et seulement sous un microscope opératoire. Les chirurgiens plasticiens n'utilisent pas de microscopes pour la réparation de microties et ne connaissent pas les techniques de microchirurgie. Ils ne devraient pas tenter d'éliminer le cholestéatome. Comme pour de nombreuses interventions chirurgicales, la meilleure chance de remédier de manière durable et permanente à cette maladie menaçante est de procéder correctement à la première intervention chirurgicale.

Dans les cas où un conduit auditif n'est pas possible ou n'est pas sélectionné, un cholestéatome DOIT être retiré avant la reconstruction par microtie. Le cholestéatome est l'une des rares situations de CAAM pouvant menacer la vie de votre enfant. La condition doit être diagnostiquée avant toute intervention chirurgicale.

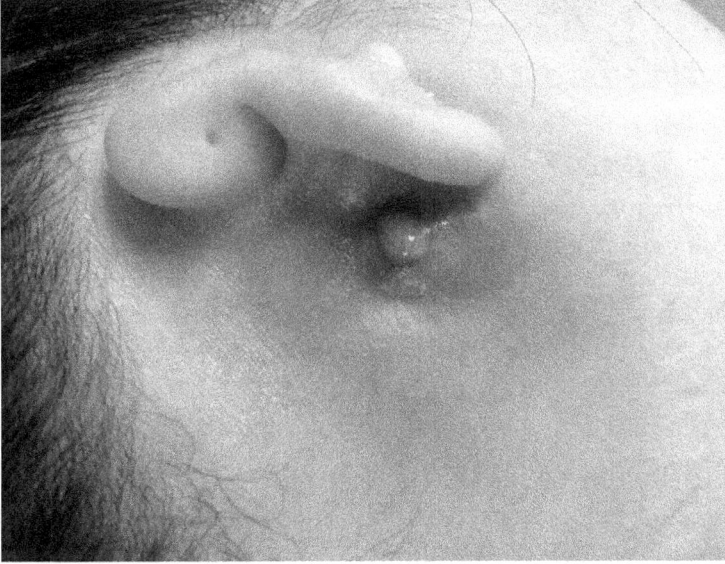

Cholestéatome conduitaire qui a été infecté et qui a traversé la peau au-dessus de l'os mastoïde. Une intervention chirurgicale et des antibiotiques ont été nécessaires pour éliminer le cholestéatome et arrêter l'infection.

Joint incudo-stapédien (IS) fibreux

Vers 2005, j'ai commencé à utiliser une nouvelle technologie pour examiner l'oreille moyenne des patients en salle d'opération. Nous utilisons toujours un microscope chirurgical puissant pour toutes les opérations de CAAM. Cette technologie, cependant - une petite caméra et un équipement d'enregistrement - m'a permis de voir des choses que je ne pourrais pas voir autrement.

Nous avons trouvé quelque chose d'intéressant que les chirurgiens n'avaient pas connu depuis des années: l'articulation entre le deuxième et le troisième os de l'oreille moyenne s'est mal formée dans un nombre significatif de cas (26,7%).

C'était la première fois que cette malformation était notée chez des patients de CAAM et publiée, une situation qui pourrait être à l'origine des résultats auditifs médiocres et inexpliqués que nous avons trouvés chez certains patients. Le document médical que nous avons rédigé avec l'aide de l'un de nos excellents collègues médecins décrivant cette découverte a été publié en 2014.[11]

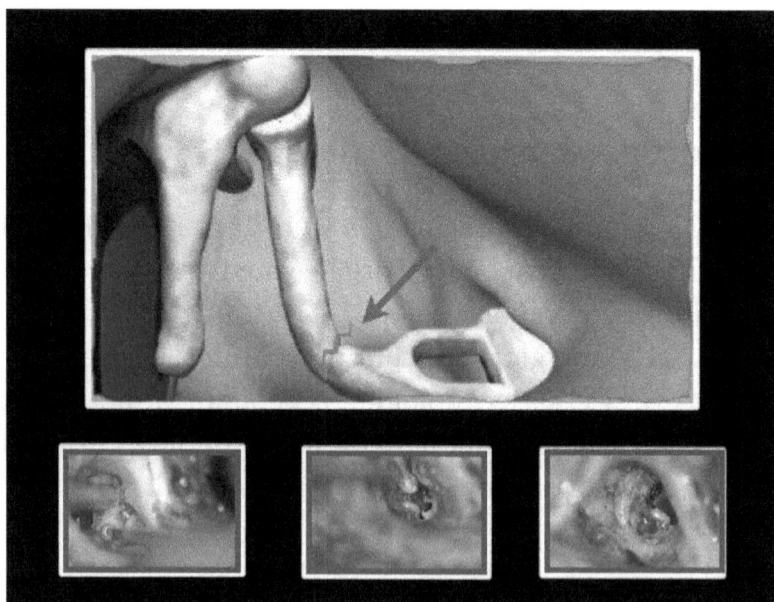

Os de l'oreille moyenne présentant une zone de consolidation fibreuse couramment touchée.

Peut-on améliorer la condition?

Nous avons cherché à déterminer si nous pouvions améliorer les résultats chirurgicaux dans cet état. Ce fut un pas en avant significatif dans la compréhension de cette anomalie présente dans les osselets de l'oreille moyenne d'un nombre important de patients. Nous avons été les premiers à découvrir ce problème et, à la suite de nos constatations, nous avons réalisé des progrès significatifs dans la recherche d'une cause de mauvais résultats auditifs chez 27% de nos patients! Pendant des années, les chirurgiens n'étaient pas au courant de cette anomalie anatomique et, par conséquent, ne pouvaient pas identifier correctement la cause des résultats auditifs moins qu'optimaux chez les patients atteints de cette affection. Il s'avère que la maladie était une cause majeure dans de nombreux cas, lorsque l'audition des patients CAAM ne s'est pas améliorée de manière satisfaisante malgré une intervention chirurgicale réussie.

Ci-dessous, vous voyez les images d'une des chirurgies où nous avons trouvé cette anomalie.

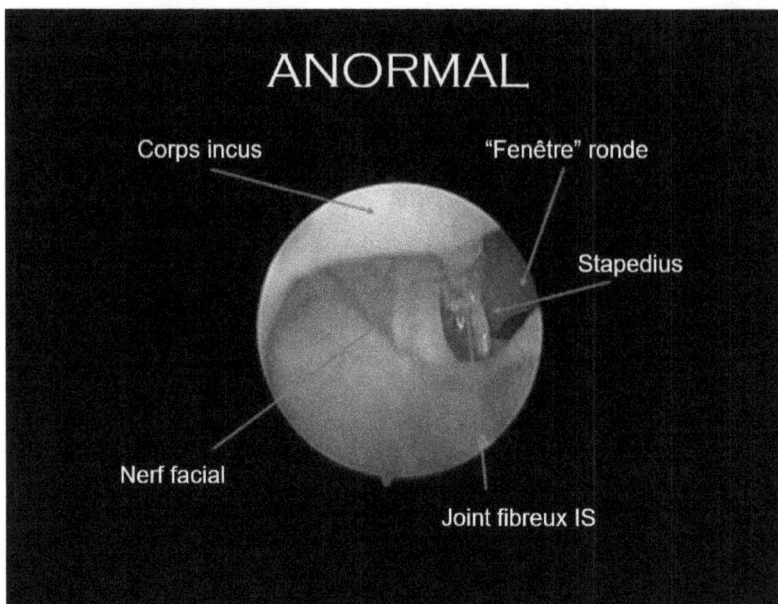

Articulation incudo-stapédienne (IS) fibreuse anormale au microscope.

Normalement, l'articulation entre l'enclume (deuxième os de l'oreille moyenne) et l'étrier (troisième os de l'oreille moyenne) mesure moins de 1 mm et constitue l'articulation la plus petite du corps. Parce que l'articulation implique un contact osseux avec l'articulation la plus petite dans le corps, toutes les vibrations sonores du tympan se rendent au premier os de l'oreille moyenne (appelé marteau), puis à l'enclume et à l'étrier, et finalement à l'oreille interne. . Dans cet exemple, l'articulation entre l'enclume et l'étrier n'est pas os sur os, mais plutôt composée d'un tissu cicatriciel de courte longueur. Au lieu de la connexion ferme normalement présente, ce tissu est flexible et une partie importante de l'énergie de vibration est perdue. Cela signifie que les ondes sonores conduites dans la chaîne auditive sont perdues à ce point de connexion et que l'audition n'atteint pas les niveaux souhaités.

Pour déterminer si nous pouvions voir cette articulation sur les tomodensitogrammes avant l'opération, nous sommes allés dans notre référentiel numérique et avons passé en revue des centaines de scans. Nous avons constaté qu'il était impossible d'être sûr à 100% du statut de l'articulation IS en se basant uniquement sur un scanner. Bien que les tomodensitogrammes soient la méthode de référence pour évaluer les structures osseuses de l'oreille moyenne, la réalité est que cette articulation n'a que quelques millimètres et est trop petite pour déterminer avec certitude si le tissu est normal ou non, en se basant uniquement sur la tomodensitométrie. Pour cette raison, nous ne connaissons le statut de l'articulation IS que lorsque nous le voyons en salle d'opération.

Comment réparer ?

La perte d'énergie entraîne une perte d'audition. Une meilleure connexion entre les osselets de l'oreille moyenne est nécessaire pour obtenir une audition optimale. Pour traiter ce problème, j'ai développé plusieurs prothèses en titane afin de nous permettre de «combler le fossé» et d'améliorer les résultats auditifs chez les patients présentant une articulation IS anormale. Vous voyez ici certaines des prothèses qui mesurent seulement 1 à 3 mm. Elles sont utilisées aujourd'hui pour la reconstruction des articulations des IS fibreuses. Étant donné que les osselets de l'oreille moyenne sont complètement développés à la naissance, il n'est pas nécessaire de remplacer la prothèse à mesure que l'enfant grandit. Ils durent toute la vie.

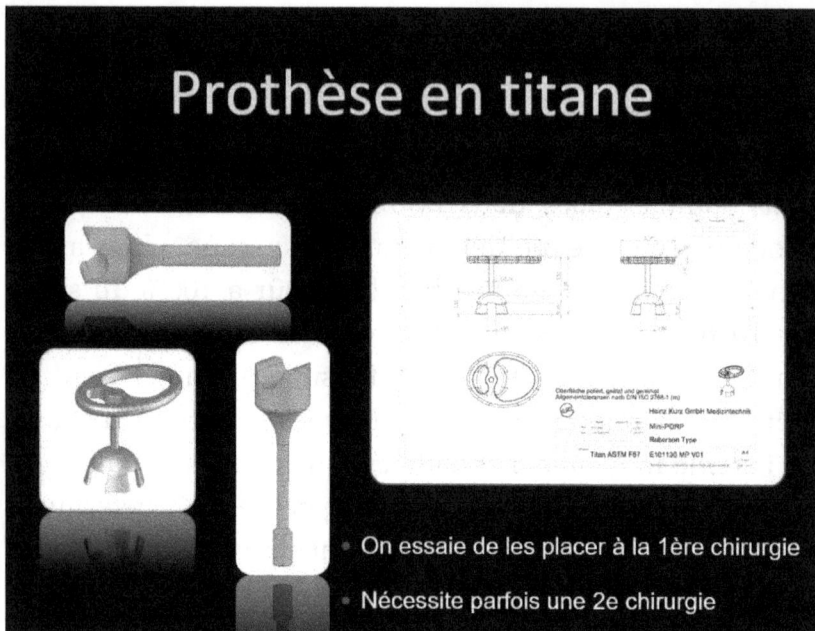

Diverses prothèses de reconstruction osseuse personnalisées sur l'oreille moyenne.

Pour déterminer s'il était nécessaire de réparer tous les cas d'articulation IS fibreuse, quelle que soit leur gravité, nous avons effectué une étude pour évaluer l'état de l'articulation IS et les résultats de l'audition. Ces données nous aideraient à savoir quand utiliser ces nouvelles prothèses et quand laisser l'articulation telquel. Nous avons constaté que certains patients avaient de bons tests auditifs malgré une articulation IS fibreuse, tandis que d'autres n'avaient pas des résultats d'audition aussi satisfaisants après la chirurgie. Grâce à une analyse statistique avancée des résultats de reconstruction de nos patients, nous avons développé les lignes directrices suivantes:

Joint normal	Pas de reconstruction !
Joint fibreux léger	Pas de reconstruction; attendre le test auditif quatre à cinq mois après la chirurgie pour déterminer si une deuxième chirurgie est nécessaire
Joint Fibreux IS Modéré	Reconstruire avec une prothèse lors de la première intervention chirurgicale
Joint Fibreux IS Grave	Reconstruire avec une prothèse lors de la première intervention chirurgicale

Chez les patients ayant une articulation IS fibreuse légère, un bon pourcentage de patients bénéficieront d'une audition postopératoire adéquate. D'autres patients bénéficient d'une audition améliorée mais pas optimisée et nécessitent une autre intervention chirurgicale pour réparer les os de l'oreille moyenne avec la pose d'une prothèse en titane. Ceci s'applique à 6% des patients de Global Hearing. La chirurgie de révision dans ces cas passe par le conduit auriculaire nouvellement créé, où le tympan est levé et la réparation prothétique est effectuée. La guérison est beaucoup plus rapide que la première opération. La recherche visant à déterminer quand remplacer l'articulation au moment de la première intervention chirurgicale évite à de nombreux patients d'avoir à subir une deuxième intervention chirurgicale.

Les résultats auditifs avec les prothèses peuvent être excellents et rivaliser avec ceux des osselets de l'oreille moyenne normal. En fait, certains de nos meilleurs résultats auditifs sont visibles avec une reconstruction osseuse de l'oreille moyenne. Les implants osseux de l'oreille moyenne sont conçus pour durer toute une vie, mais peuvent parfois s'être déplacés, nécessitant une intervention chirurgicale de révision pour les remplacer et rétablir les niveaux auditifs précédents.

Résumé de l'anomalie articulaire de l'IS fibreux

Voici un résumé de ce que nous savons sur l'anomalie de l'articulation IS fibreuse:

Les anomalies de l'articulation IS sont une source de déficience auditive chez un pourcentage important de patients, même avec une chirurgie réussie du conduit auditif et du tympan, et peuvent être facilement omises.

La reconstruction et une meilleure audition peuvent être réalisées avec des implants en titane sur mesure pour l'oreille moyenne.

Une tomodensitométrie avant une chirurgie peut parfois révéler le statut de l'articulation IS. Cependant, la petite zone ne peut généralement être vue,avec une certitude absolue, que dans la salle d'opération équipée d'un équipement spécial.

Les anomalies de l'articulation fibreuse sévère sont réparées dès la première intervention chirurgicale, car une perte significative de l'audition persistera si le problème n'est pas résolu.

Dans un faible pourcentage de chirurgies de l'articulation fibreuse légère, une deuxième intervention chirurgicale sera nécessaire pour obtenir des résultats d'audition optimaux. Cependant, la plupart de ces cas obtiendront une audition adéquate lors de la première intervention et ne nécessiteront pas de procédure supplémentaire.

Microsomie hémi-faciale (HFM) et asymétrie faciale

Chez de nombreux patients, le côté des structures faciales affecté par la CAAM sera moins développé que le côté normal opposé. Dans la CAAM bilatérale, les deux côtés de la face peuvent être sous-développés. Les structures touchées sont les tissus mous de la joue et du visage, la mâchoire et la structure osseuse centrale appelée maxillaire.

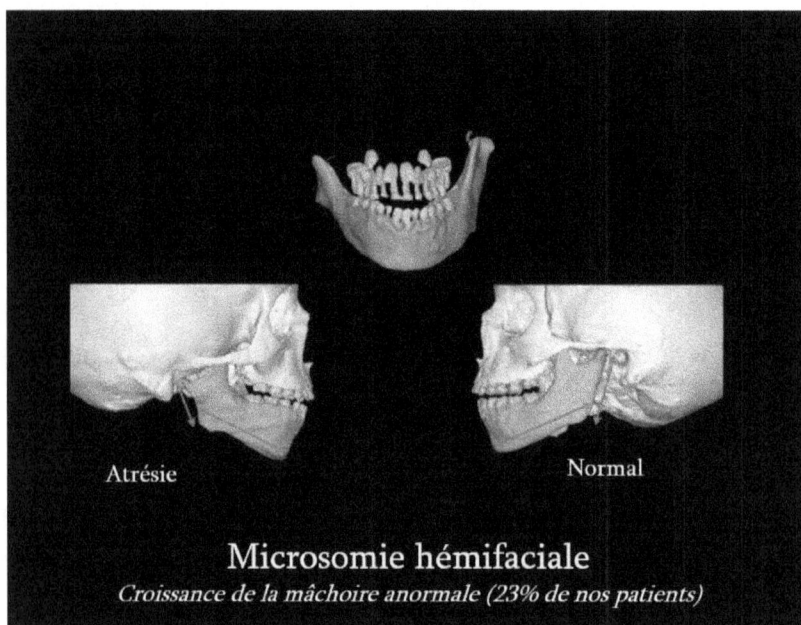

Microsomie hémifaciale
Croissance de la mâchoire anormale (23% de nos patients)

La microsomie hémifaciale, ou asymétrie des structures des os et des tissus mous du visage, est parfois associée à la CAAM.

Dans la plupart des situations, la différence avec le côté normal est faible. Dans les situations graves, il peut y avoir un sous-développement marqué du côté affecté. Le

«M» et le second «A» du système de notation HEAR MAPS indiquent la gravité de l'anomalie.

23% des personnes évaluées par notre équipe pour une CAAM présentent une asymétrie faciale. Tous n'ont pas besoin de traitement.

L'asymétrie grave peut être classée dans la catégorie Microsomie hémi-faciale (HFM). En outre, un syndrome particulier - le syndrome de Goldenhar - peut se présenter sous la forme d'une HFM, mais peut également impliquer des malformations des reins, de la thyroïde, des poumons et, parfois, de la colonne vertébrale. Ni HFM ni le syndrome de Goldenhar ne sont associés à une déficience intellectuelle. Des tests génétiques sont disponibles pour le syndrome de Goldenhar.

Les tissus mous de la mâchoire, du milieu du visage et du visage se développent au cours des 10 à 12 premières années de la vie, dont la majorité se produit au cours des 6 premières années. Chez les patients nés avec une asymétrie légère, le degré d'asymétrie peut devenir plus ou moins normal au cours des premières années de la vie. Les patients nés sans asymétrie développent rarement une asymétrie significative et ne développent jamais de problèmes d'asymétrie ou de mâchoire graves. En d'autres termes, les enfants naissent avec l'anomalie ou non et, dans certains cas, cela peut s'aggraver avec la croissance de l'enfance. Dans d'autres cas, cela peut s'améliorer avec le temps.

Les personnes présentant une asymétrie sévère, en particulier le sous-développement de la mandibule, peuvent avoir des problèmes d'espace dans la gorge où l'air passe dans les poumons pendant le sommeil. Tout ronflement chez un enfant est anormal et un test peut être effectué pour déterminer si ces patients souffrent d'apnée obstructive du sommeil en raison de la faiblesse des voies respiratoires. Le test s'appelle une étude du sommeil (ou polysomnogramme) et est effectué pendant la nuit. Les moniteurs observent le passage de l'air d'un enfant pendant son sommeil.

Les interventions chirurgicales peuvent modifier l'os de la mâchoire et le visage pour corriger des anomalies et rétablir une fonction et une apparence normales ou presque normales. Les chirurgiens craniofaciaux effectuent ces procédures.

Un membre de l'équipe de Global Hearing a inventé un dispositif d'allongement des mâchoires chez certains patients.

Habituellement, la chirurgie pour HFM est retardée jusqu'à l'adolescence, mais les cas graves peuvent nécessiter une chirurgie précoce. Une consultation avec un chirurgien cranio-facial peut être indiquée si une asymétrie modérée ou grave existe. Si vous êtes évalué par notre équipe, nous vous conseillerons sur le meilleur plan d'action. La chirurgie précoce *doit* être coordonnée avec la chirurgie de l'oreille, afin que les tissus et les vaisseaux sanguins nécessaires à la reconstruction du conduit et de l'oreille ne soient pas endommagés.

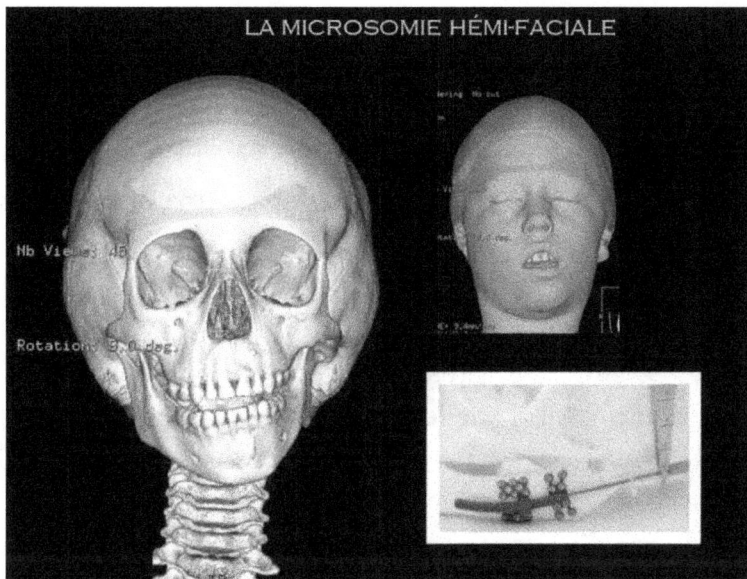

Scanner et image reconstruite avec des tissus mous montrant un sous-développement de la mâchoire et des tissus mous dans la microsomie hémi-faciale. Le dispositif en bas à droite est temporairement implanté chirurgicalement pour allonger la mâchoire.

Chez les patients présentant une légère asymétrie, où la structure de la mâchoire et du visage ne doivent pas changer, une procédure simple peut rendre le visage plus uniforme. La liposuccion permet d'éliminer la graisse de l'abdomen par une petite incision dans l'ombilic ou le nombril. Cette graisse est ensuite injectée dans les tissus mous du côté sous-développé du visage. La greffe de graisse peut être faite plus d'une fois si nécessaire. Dans certains cas, une intervention chirurgicale visant à allonger les os de la mâchoire / du visage peut être associée à une greffe de graisse.

Infections de l'oreille

Les infections de l'oreille moyenne sont connues sous le nom d'otite moyenne (OM). Dans ces conditions, le liquide remplit l'oreille moyenne, souvent après un rhume ou une infection virale. Le liquide s'infecte et les globules blancs entrent dans le liquide pour combattre l'infection. Dans les oreilles normales, cette augmentation du volume de liquide génère une pression dans l'oreille moyenne et exerce une pression sur le tympan, ce qui fait très mal. La plupart des parents ont eu des infections de l'oreille chez les enfants, car elles sont courantes.

Lorsqu'ils sont présents, l'infection et le liquide provoquent une diminution temporaire de l'audition en affectant le tympan, qui ne bouge pas aussi bien que d'habitude en réponse au son. Habituellement, le liquide commence à s'écouler quelques jours après le début du traitement aux antibiotiques, et l'audition s'améliore. Dans certains cas, le liquide reste dans l'oreille et l'audition reste faible.

Presque tous les enfants sont atteints d'OM à un moment donné. Vous pouvez réduire son incidence en suivant les vaccinations pédiatriques, en évitant de fumer près de l'enfant et en réduisant le rhume (ce qui est difficile). Nous souhaitons traiter rapidement les infections de l'oreille afin de ramener l'audition à la normale le plus tôt possible dans une oreille normale.

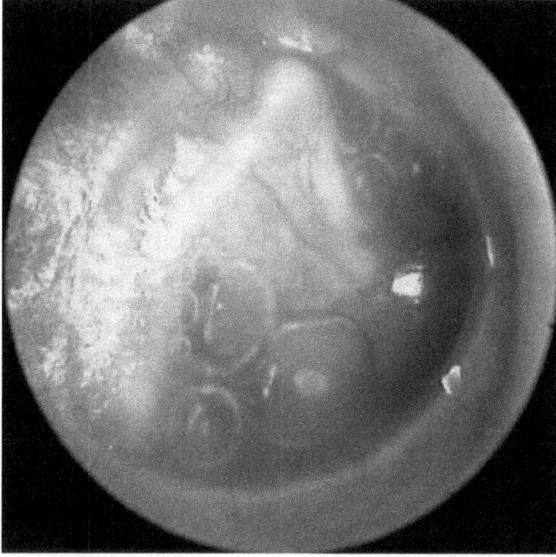

Légère infection de l'oreille avec fluide et bulles dans l'oreille moyenne derrière le tympan.

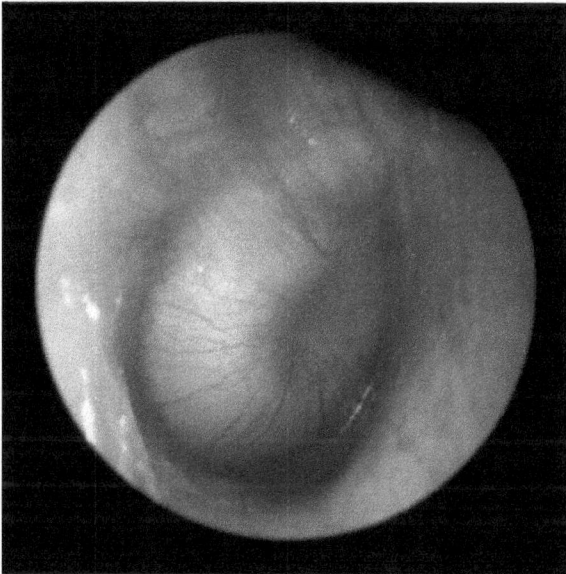

Infection aiguë de l'oreille avec pus derrière le tympan, qui est bombée vers l'extérieur.

Dans les oreilles où le liquide reste plus de deux mois ou si les infections apparaissent plus de trois fois en un an, nous recommandons de placer un tube de tympanostomie (également appelé «diabolo » ou « œillet» ou «tube d'égalisation de pression»). Il favorise l'élimination et la cicatrisation de tout liquide de l'oreille moyenne et peut réduire considérablement le risque de futures infections de l'oreille. L'inconvénient de cette intervention chirurgicale est faible. Seulement 1% des patients auront un trou dans le tympan après la chute naturelle du tube six à neuf mois plus tard. Dans le cas d'un trou restant, il peut être facilement réparé.

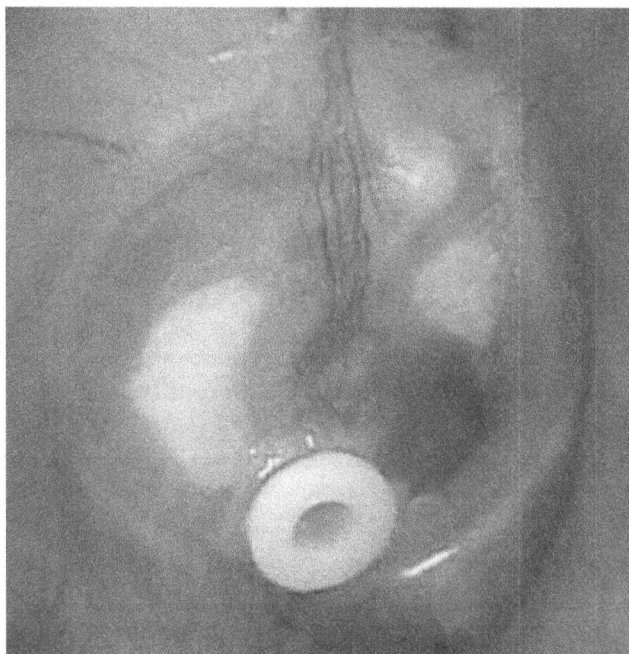

Oreille avec tube de tympanostomie en place. Les zones nuageuses blanches sont présentes dans le tympan et sont laissées par des infections antérieures. Ces cicatrices ne nuisent généralement pas à l'audition.

Traitement

La mise en place d'un tube de tympanostomie est la procédure la plus courante chez les enfants aux États-Unis. Elle peut être réalisée par pratiquement n'importe quel médecin des oreilles, du nez et de la gorge (ORL) ou pédiatrique (également appelé oto-rhino-laryngologiste). La procédure prend moins de 10 minutes sous anesthésie légère pour que l'enfant reste immobile et que le médecin puisse travailler sur l'oreille en toute sécurité.

Les enfants avec une OM récurrente doivent être évalués pour l'ablation des amygdales et / ou des végétations adénoïdes. Ces structures peuvent héberger des infections chroniques ou, si elles sont suffisamment grossies, peuvent obstruer l'ouverture des trompes d'Eustache. Les trompes d'Eustache apportent de l'air à l'oreille moyenne. Si vous avez déjà bouché votre nez et soufflé , vous avez interagi avec la trompe d'Eustache.

L'obstruction de la trompe d'Eustache peut produire des fluides chroniques et / ou des infections de l'oreille moyenne. Si ces structures sont anormales, l'ablation chirurgicale des amygdales et des végétations adénoïdes est une bonne idée avant la chirurgie du conduit de CAAM. S'ils atteignent des tailles problématiques après la CAAM, ce qui est inhabituel, ils peuvent également être retirés, généralement par un médecin ORL situé près de chez vous.

Vous vous demandez peut-être si l'OM peut affecter l'oreille (ou les oreilles) de la CAAM. Oui, elle le peut. Un professionnel de soins de santé peut regarder dans une oreille normale et voir le tympan. En voyant un liquide derrière le tympan et / ou une infection et une rougeur, nous pouvons poser un diagnostic d'OM. Dans une oreille CAAM, nous n'avons ni conduit auditif ni tympan à examiner. Bien qu'un scanner puisse montrer la présence de liquide dans l'oreille moyenne, nous ne le faisons pas pour diagnostiquer la présence de l'OM dans les oreilles CAAM. Si votre enfant est atteint de CAAM et souffre de fièvre et que votre pédiatre ne trouve aucune autre source pour expliquer la fièvre, supposez que l'OM est présente et prenez des antibiotiques par voie orale.

Chaque mois, nous recevons des emails, nous informant qu'un patient a développé une infection dans une oreille CAAM reconstruite, plusieurs mois après la chirurgie. Il s'agit généralement d'une infection du conduit de l'oreille externe affectant la peau du conduit lui-même, appelée otite externe (OE), mais il peut s'agir d'une OM. Le taux d'infection d'une OM semble être le même dans les oreilles CAAM reconstruites que chez les enfants avec des oreilles normales et est traité de la même manière. Si une infection est présente dans une oreille CAAM reconstruite, demandez à un médecin local d'examiner l'oreille pour déterminer si le conduit (OE) ou l'oreille moyenne (OM) est affecté. En OE, les germes infectent la peau placée dans le conduit auditif, entraînant un drainage du conduit auditif. Presque toujours, cela se produit lorsque l'oreille n'a pas été suffisamment nettoyée. Si les débris naturels produits par la greffe de peau s'accumulent, les germes peuvent se développer. En éliminant l'excès de débris et en appliquant des gouttes antibiotiques, l'infection est presque toujours éliminée. Dans l'OM, les antibiotiques oraux sont indiqués pour traiter l'infection. Parfois, des antibiotiques par voie orale et des gouttes antibiotiques peuvent être nécessaires.

Déficience auditive avec CAAM unilatérale

Votre test auditif précoce ou audiogramme effectué par un audiologiste doit tester les deux oreilles. Si la «bonne» oreille de la CAAM unilatérale a une perte auditive (comme c'est le cas dans 23% des cas dans notre base de données mondiale), il est important d'en déterminer la cause et d'y remédier rapidement, si possible.

Même une petite perte auditive affecte le développement du langage au cours des trois premières années de la vie et peut-être de manière permanente. Si votre enfant a une CAAM unilatérale, il compte beaucoup sur l'oreille normale pour entendre et développer le langage, jusqu'à ce que l'oreille de la CAAM atteigne un niveau d'audition fonctionnelle. Si cette perte auditive supplémentaire est présente dans l'oreille non affectée par CAAM, il se peut que nous devions ajouter un traitement supplémentaire pour éviter un retard grave de la parole et du langage. Les consultations avec votre équipe doivent viser à placer l'audition dans la «bonne» oreille dans la fourchette normale et à la maintenir aussi longtemps que possible.

CAAM Bilatérale

Dans le monde entier, 10% des patients ont une CAAM bilatérale. Ces enfants ont besoin d'aides auditives à conduction osseuse par le serre-tête pour pouvoir entendre le plus tôt possible. Plusieurs types de ces appareils sont disponibles dans le monde entier. Toutes ne sont pas de bonne qualité et ne produisent pas toutes un bon développement de l'audition et de la parole. Global

Hearing convient à de tels enfants quelques semaines après la naissance. En stimulant l'oreille interne de cette manière, la parole peut se développer et le cerveau commence également à se développer.

Lorsque la CAAM est présente dans les deux oreilles, le score d'évaluation de HEAR MAPS et l'algorithme de traitement sont déterminés pour chaque oreille individuellement. Habituellement, les deux oreilles ont le même développement, les scores de CT, les résultats des tests auditifs, etc., mais pas toujours. À mesure que les plans de traitement sont élaborés, des considérations spéciales sont prises en compte pour réduire le nombre de traitements.

Rappellez vous, *les dispositifs de conduction osseuse de surface (tels que les dispositifs à bandeau BAHA ou Ponto) doivent être démarrés tôt dans la vie, sous peine de provoquer des anomalies irréversibles du développement.*

Apnée du Sommeil

Lorsque les voies respiratoires d'une personne sont trop petites, une quantité insuffisante d'air passe dans les poumons lorsqu'il dort. Cela peut provoquer une condition dangereuse qui entraîne une croissance et un développement médiocres et peut également affecter le fonctionnement de l'oreille.

Tout ronflement chez un enfant est anormal et doit faire l'objet d'une enquête. Les enfants atteints de CAAM courent un plus grand risque d'apnée du sommeil en raison de petites mâchoires, d'amygdales dilatées et d'adénoïdes hypertrophiées. Corriger ces anomalies aidera ces enfants à grandir et à fonctionner normalement et créera de meilleurs résultats pour la chirurgie de l'oreille.

Un oto-rhino-laryngologiste (ou un médecin ORL) peut évaluer votre enfant pour l'apnée du sommeil. Dans de nombreux cas, un test de sommeil d'une nuit est effectué dans un centre afin d'étudier le mouvement de l'air pendant le sommeil et d'aider à évaluer cette condition. Notez également que les grosses amygdales et les végétations adénoïdes peuvent causer des infections récurrentes de l'oreille et des lésions de l'oreille moyenne, ainsi que de l'apnée du sommeil.

Votre chirurgien ORL local peut évaluer le traitement de votre enfant. Le traitement de premier niveau comprend l'élimination des amygdales et des végétations adénoïdes. Parfois, des voies aériennes plus larges sont nécessaires et un chirurgien craniofacial peut être impliqué si l'enlèvement des amygdales et des adénoïdes ne résout pas le problème.

Faiblesse du nerf facial

Dans de rares cas, le nerf facial du côté de la CAAM est faible et les expressions faciales peuvent être affectées. Habituellement, cette condition implique une anomalie plus grave des structures de l'oreille interne, le nerf facial passant par l'oreille interne et moyenne. Les ORL sont les professionnels de la santé qui traitent les affections nerveuses faciales.

Un scanner est toujours nécessaire pour ces patients, et certains patients sont néanmoins candidats à une chirurgie du conduit. Cependant, une faiblesse du nerf facial augmente les chances qu'un patient obtienne un faible score de CT et ne soit pas candidat au conduit. Certains patients présentant une faiblesse du nerf facial sont de bons candidats pour la création d'un conduit auditif, avec d'excellents résultats. Comme vous vous en doutez, si la chirurgie du conduit n'était pas une option, d'autres méthodes pour obtenir une audition à l'oreille restent possibles. Habituellement, le nerf facial peut être vu sur un scanner et sa position peut être cartographiée. Si le nerf facial est dans la trajectoire où un conduit auditif serait créé, ce peut être une raison pour ne pas subir de chirurgie. Une attention particulière est toujours accordée au nerf facial, mais un soin particulier doit être pris si le nerf facial est dans une position à haut risque.

Certaines techniques chirurgicales peuvent améliorer la fonction nerveuse du nerf facial chez certains patients. Globalement, il vaut mieux laisser la plupart des cas de faiblesse nerveuse faciale de naissance. Dans certaines situations, des soins spéciaux des yeux peuvent être nécessaires si la paupière ne ferme pas bien. Un ORL a besoin d'une planification personnalisée si cette condition est présente.

Perte auditive mixte / SNHL

Chez un petit pourcentage de personnes nées avec une CAAM, une «perte auditive mixte» est présente. Ce terme est utilisé lorsque la perte auditive est un mélange de deux types différents de perte auditive: une perte de conductivité causée par l'absence de conduit auditif, PLUS une perte d'audition neuro-sensorielle causée par une faiblesse du nerf auditif. Un test auditif montrera l'état du nerf auditif de l'oreille interne et est essentiel pour évaluer le potentiel auditif avec la création d'un conduit auditif. Si la faiblesse du nerf auditif est trop grande, un conduit auditif ne vaut peut-être pas la peine d'être reconstruit. Si la perte de nerf auditif est légère ou modérée, un conduit et une aide auditive après la guérison d'une chirurgie peuvent être la seule option pour une bonne audition dans l'oreille.

Chapitre en revue

Commencez le traitement dès que possible et sélectionnez la meilleure équipe possible.

Restez calme et confiant lorsque vous parlez de chirurgie à votre enfant. Offrez des détails adaptés à son âge, mais pas trop.

Une variété de dispositifs et d'options de réparation de microties sont disponibles. À mesure que les traitements disponibles continuent à s'améliorer, il est important que votre plan de traitement vous laisse le plus d'options possibles.

Assurez-vous de faire évaluer votre enfant à la recherche d'autres problèmes associés à la CAAM, tels que le cholestéatome. Beaucoup de médecins ne savent pas rechercher un tel état. Manquer leur présence peut finalement causer un préjudice important à votre enfant.

Chapitre 5

Résumé

Chapitre en un coup d'œil

MEILLEURES PRATIQUES: Points de repère pour le meilleur traitement disponible

AUTRES RESSOURCES: Conférence internationale et consultations à distance / internes

---

Quel est le meilleur traitement?

Le tableau ci-dessous classe les options de traitement en fonction de leur proximité avec l'audition «normale», le n°1 étant le meilleur / le plus proche:

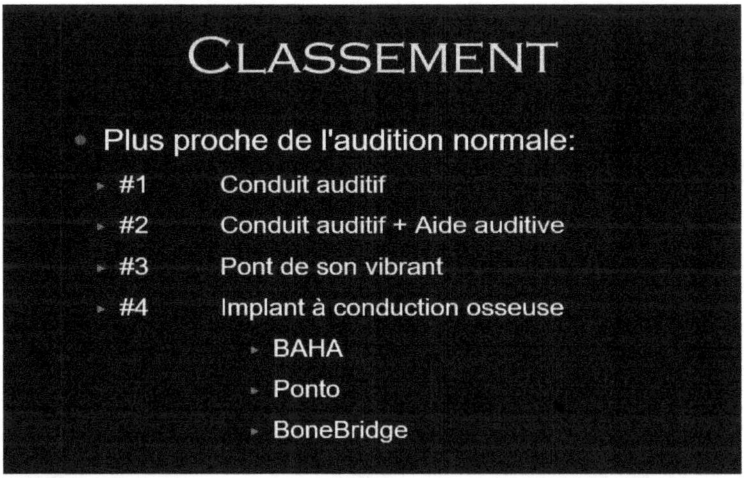

CLASSEMENT

- Plus proche de l'audition normale:
  - #1   Conduit auditif
  - #2   Conduit auditif + Aide auditive
  - #3   Pont de son vibrant
  - #4   Implant à conduction osseuse
    - BAHA
    - Ponto
    - BoneBridge

Le tableau ci-dessous compare les attributs des options de traitement individuelles ci-dessus:

COMPARAISON	Conduit	Conduit + HA	VSB	BC
ENTENDRE LE SON	+	+	+	+
LOCALISER LE SON	+	+	+	X
ENTENDRE DANS LE BRUIT	+	+	+	X
INFECTION	+	X	+	XXX
COÛT SUR LA VIE	+	X	XX	XXX
RUPTURE	+	X	XX	XXX
COMPLEXITÉ	++	++	+++	+

Le «X» rouge est négatif et le «+» est un attribut positif pour chaque condition.

Conférence internationale

Plusieurs fois par an, les professionnels de Global Hearing se déplacent à travers le monde pour organiser des conférences dans divers lieux internationaux afin de proposer des conseils et une évaluation aux patients et à leur famille. Les patients qui choisissent de suivre un traitement chez nous se rendent ensuite dans notre établissement en Californie pour une chirurgie et des soins postopératoires.

Nous ne faisons pas de chirurgie dans d'autres pays. Les soins postopératoires sont si essentiels au succès que ce serait une mauvaise idée de faire une intervention chirurgicale et de laisser les patients sous la surveillance de professionnels de la santé locaux qui n'ont pas l'expérience de nos techniques et méthodes.

Le programme de la conférence à venir, comprenant à ce jour des pays tels que la Russie, la Chine, la Corée, le Mexique, l'Amérique du Sud et l'Europe, est disponible à l'adresse suivante: www.atresiarepair.com . Vous pouvez également vous inscrire à ces conférences sur le même lien.

Certains patients ou parents choisissent de se rendre dans notre établissement pour un traitement chirurgical. Pour les chirurgies du conduit auditif, nous vous demandons de rester trois ou quatre semaines après la chirurgie. Pour la réparation CAM, nous demandons un séjour de quatre semaines. D'autres procédures plus mineures nécessitent moins de temps en Californie pour guérir.

Au bout de ce laps de temps, le conduit auditif et le tympan (et l'oreille externe dans le cas du CAM) sont suffisamment guéris (généralement environ 90%) pour pouvoir voyager et voler en toute sécurité. Le risque de la plupart des complications étant également passé.

De retour à la maison, nous vous demandons de suivre un horaire pour nous envoyer des mises à jour, y compris des images prises avec votre téléphone portable. Nous vous renvoyons chez vous un sac de médicaments au cas où une complication surviendrait et que nous devions traiter. Il arrive souvent que les médicaments nécessaires pour traiter certaines complications ne soient pas disponibles dans le pays d'origine du patient. Il est donc préférable de les avoir et de ne pas les utiliser que d'en avoir besoin et de ne pas pouvoir les trouver!

Consultation à distance

J'ai régulièrement des consultations à distance avec des patients du monde entier par vidéoconférence en ligne. Avant ces consultations, je dois recevoir une tomodensitométrie du patient (au moins 2,5 ans et plus) et un audiogramme au cours du dernier mois pour pouvoir étudier les tests et déterminer la candidature à une intervention chirurgicale. La consultation à distance me donne ensuite l'occasion de discuter personnellement de mes découvertes et de mes suggestions avec les familles et de les aider à élaborer un plan de traitement personnalisé. De nombreuses familles de nos conférences à travers le monde envoient des données à notre bureau après avoir consultées à une conférence pour un examen et un classement via le score HEAR MAPS.

Les éléments suivants nous permettent de déterminer le score de HEAR MAPS de votre enfant:

- Un audiogramme récent effectué sur les deux oreilles (qu'il soit affecté ou non). Cela peut être envoyé par e-mail à notre bureau ou à nous avec les éléments suivants:

- Photos du patient prises sous quatre angles: avant, droit et gauche, et sous le menton, en levant les yeux, ainsi que des images en gros plan de l'oreille affectée.

- Une tomodensitométrie de l'os temporal (votre enfant doit avoir au moins 2,5 ans pour la tomodensitométrie). Pour cela, il faut

numériser, imprimer les images sur un CD
et l'envoyer à notre bureau par la poste
avant toute consultation. Si seules les feuilles
de film sont disponibles, vous pouvez
également les envoyer à notre bureau. Dans
certains cas, le partage de fichiers en ligne
est possible. Je préfère avoir les images
numériques originales afin de pouvoir
utiliser un logiciel personnalisé pour
modéliser les oreilles interne et moyenne.

Une liste complète de la façon de prendre rendez-vous
et de ce qui est nécessaire est disponible sur notre site Web
à l'adresse l'adresse www.atresiarepair.com.

Consultations au bureau

Nous vous invitons à contacter le California Ear Institute
(CEI) pour prendre rendez-vous en personne à notre
bureau en Californie.

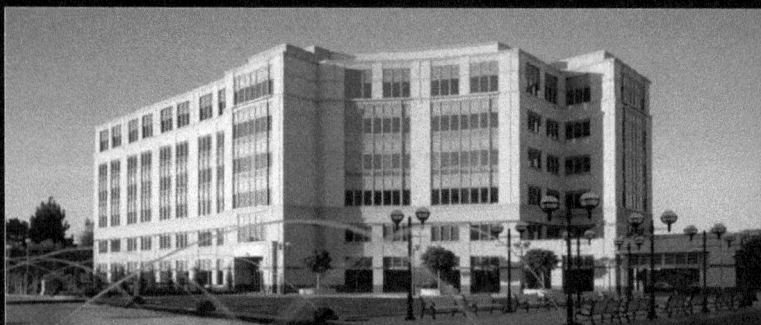

Nos coordonnées et informations postales sont:

Global Hearing
The International Center for Atresia & Microtie Reconstruction
1900 University Avenue, Suite 101
East Palo Alto, CA 94303 USA

Téléphone 650-494-1000
(composez d'abord le 011 si vous appelez de numéros internationaux)
Email pour rendez-vous et demandes de renseignements:
atresiarepair@calear.com

Global Hearing et CEI

Pourquoi les gens du monde entier voyageraient-ils en Californie pour une chirurgie CAAM avec Global Hearing? C'est une excellente question pour ceux qui étudient les options pour recevoir des soins pour cette maladie.

De nombreux chirurgiens à travers le monde découragent la chirurgie pour la CAAM. Dans notre expérience, cependant, une extrême attention est portée aux détails des équipements et des installations à la pointe de la technologie, ainsi qu'une équipe dédiée de classe mondiale peuvent et produisent des résultats excellents et durables *chez des patients bien sélectionnés*. Les chirurgiens doivent savoir quand refuser de créer un conduit auditif par voie chirurgicale - et quand utiliser une autre stratégie pour obtenir une oreille auditive.

Fort de son expérience riche et longue dans le traitement de la CAAM, Global Hearing a mis au point plusieurs techniques et stratégies qui se traduisent par de meilleurs résultats pour les patients. Ceux-ci comprennent les rôles suivants :

Trois nouvelles chirurgies pour CAAM

- Chirurgie du conduit avant la microtie
- Microchirurgie du conduit
- Réparation de CAM en une seule opération

Réduction des complications:

- Réduction de l'incidence de la sténose à moins de 2%
- Réduction du déplacement du tympan à moins de 3%
- Réduction des cicatrices, cicatrisation plus rapide et réduction de la douleur avec une greffe de peau
- Réduction des problèmes de peau du conduit de l'oreille avec la technique de greffe d'ange

Réparation du tympan

- Premier à reconnaître l'articulation IS fibreuse chez les patients CAAM dans 27% des cas

---

C'est notre expérience que presque chaque oreille peut entendre. La question est Comment atteindre cet objectif pour chaque enfant.

Le CEI est un centre d'excellence, de renommée internationale pour le traitement de la maladie de l'oreille. Fondé en 1968, le CEI est devenu une ressource de traitement pour des dizaines de milliers de patients, avec son riche héritage de traitements et de chirurgiens à la pointe de la technologie. En outre, l'Institut a été un terrain fertile pour les progrès en matière de traitement des troubles de l'oreille, avec plusieurs interventions chirurgicales, plusieurs entreprises et de nombreux nouveaux dispositifs implantables provenant de son personnel talentueux composé de médecins et de scientifiques.

Les fournisseurs du CEI se concentrent uniquement sur un domaine d'expertise, notamment l'audiologie et les appareils auditifs, les implants cochléaires, les troubles cranofaciaux, les problèmes maxillo-faciaux, la maladie des sinus, l'apnée du sommeil et la chirurgie plastique. Situé dans la Silicon Valley, à proximité de l'Université de Stanford, le CEI bénéficie d'une pratique riche et enrichissante dans un environnement magnifique.

www.ceimedicalgroup.com
www.letthemhear.org

Nous nous sentons privilégiés et bénis d'avoir reçu la confiance de tant de patients atteints de CAAM. Quand je pense à ce que mes propres enfants représentent pour moi, je me rends compte qu'il n'ya peut-être pas de plus grand compliment qu'un parent qui fait confiance à une personne pour qu'elle opère et prenne soin de son enfant. Le traitement continue de s'améliorer et nous continuerons à nous efforcer d'obtenir de meilleurs résultats au fur et à mesure que nous nous attaquerons à la CAAM. Merci à tous ceux qui nous ont permis de soigner leur famille!

Chapitre 6

Autres ressources

Il existe plusieurs référentiels d'informations avec des ressources à explorer. Nous avons consacré beaucoup de temps et d'énergie à notre site Web, qui contient plus d'informations à votre intention. Les patients qui doivent subir une intervention chirurgicale ou qui ont déjà subi une intervention chirurgicale trouveront des sections donnant des instructions pour la préparation de l'opération et les soins postopératoires. Si vous planifiez une intervention chirurgicale avec nous, vous recevrez toutes les heures de rendez-vous et les informations par courrier électronique avant votre visite dans nos établissements. Beaucoup de gens trouvent la section FAQ de notre site Web utile pour explorer des questions générales et enquêter sur des situations uniques et inhabituelles qui pourraient vous concerner, vous ou votre enfant.

Site web: www.atresiarepair.com

Les plateformes de médias sociaux peuvent être fantastiques pour en apprendre davantage également, et nous soutenons activement les éléments suivants:

@atresiarepair

www.facebook.com/atresiarepair

Calendrier de l'évaluation

À la naissance:

- **Test d'audition** des deux oreilles (qu'elles soient ou non affectées par CAAM!) dès que possible après la naissance; complète tout **dépistage néonatal** normal comme recommandé par votre centre de naissance
- **Bande souple BCHA** posé le plus tôt possible dans la vie, de préférence avant l'âge de 6 mois (obligatoire dans les CAAM bilatérales, facultative dans les CAAM unilatérales)

0 – 2,5 ans

- Rassemblez votre équipe de soins:
  - **Pédiatre** - examen physique général, bilans de routine, immunisation, traitement des otites dans les oreilles non CAAM (le cas échéant), tests génétiques le cas échéant, dépistage des syndromes (le cas échéant)
  - **Audiologiste** - établir des soins et surveiller l'audition, adapter avec un dispositif BCHA si nécessaire; audiologiste pédiatrique de préférence habitué aux tests auditifs chez l'enfant

- o **Médecin ORL** - contactez-le pour établir les soins, commencer à remplir le système d'évaluation des acronymes HEAR MAPS
- o **Chirurgien plasticien** - choisissez la méthode de reconstruction de l'oreille externe à l'âge de 2,5 ans et contactez le chirurgien plasticien de votre choix pour commencer le traitement
- o **± Chirurgien craniofacial** - si une évaluation ou un traitement est nécessaire pour la reconstruction de la mâchoire et/ ou du visage
- À environ 1 an, consultez avec **orthophoniste** si disponible pour vous assurer que les compétences de la parole et de la langue sont adaptées à l'âge
  - o Continuez avec une **orthophonie** régulière si recommandée par un orthophoniste
- Pensez à assister à l'une des conférences internationales de GHI. **Atrésie Microtie Conférences** pour une consultation en personne avec notre équipe
- Abordez toute autre diagnostique médical (cardiaque, etc.) qui doit être traité avant une chirurgie à l'oreille élective

2,5 ans

- Test de diagnostic complet
  - o **Scanner d'os temporal** - exécuté au plus tôt à l'âge de deux ans et demi

- o **Nouvel audiogramme** - y compris les niveaux de conduction aérienne et osseuse pour les deux oreilles (qu'elles soient ou non affectées par CAAM!)
- Envoyez les tests de diagnostic à l'ORL pour l'évaluation et le plan de traitement
- Choisissez le plan de traitement et planifiez la chirurgie

Oreilles touchées:
Droite
Gauche
Bilatérales

Score de HEAR MAPS: Oreille (Droite/ Gauche)
H__.__ E___ A___ R___ M___ A___ P___ S___

Entendre (*HEARING*)
Conduction osseuse / fonction nerveuse: ____
conduction aérotympanique

Oreille externe (*EXTERNAL EAR*)
Grade 1/2/3/4

Score d'atrésie – CT (*ATRESIA SCORE*)
1–10
Atrésie complète / conduit partiel

Lobe restant (*REMNANT LOBE*)
Normal
Remisé

Absent
Déplacé

Mandibule (*MANDIBLE*)
Normal
Réduction légère
Réduction modérée
Réduction sévère

Asymétrie des tissus mous du visage
Normal
Réduction légère
Réduction modérée
Réduction sévère

Paralysie faciale (*PARALYSIS OF FACIAL NERVE*)
Normal
Réduction légère
Réduction modérée
Réduction sévère
Aucun mouvement, tonus musculaire normal
Pas de mouvement, tonus musculaire faible

Ensemble de symptômes (SYNDROMES)
Aucun identifié à ce jour
Autre :

États de santé associés (*ASSOCIATED CONDITIONS*)
Aucun
Oui
Conduit auditif partiel
Bilatéral

Cholestéatome
Articulation IS fibreuse
Microsomia hémi-faciale / asymétrie faciale
Anomalies de la mâchoire et correction
Infection de l'oreille
PET's
L'élargissement des amygdales et des adénoïdes
Apnée du sommeil

Score de HEAR MAPS: Oreille (Droite/ Gauche)

H__.__ E__ A__ R__ M__ A__ P__ S__

Entendre (*HEARING*)
Conduction osseuse / fonction nerveuse: ____
conduction aérotympanique

Oreille externe (*EXTERNAL EAR*)
Grade 1/2/3/4

Score d'atrésie – CT (*ATRESIA SCORE*)
1–10
Atrésie complète / conduit partiel

Lobe restant (*REMNANT LOBE*)
Normal
Remisé
Absent
Déplacé

Mandibule (*MANDIBLE*)
Normal
Réduction légère

Réduction modérée
Réduction sévère
Asymétrie des tissus mous du visage
Normal
Réduction légère
Réduction modérée
Réduction sévère

Paralysie faciale (*PARALYSIS OF FACIAL NERVE*)
Normal
Réduction légère
Réduction modérée
Réduction sévère
Aucun mouvement, tonus musculaire normal
Pas de mouvement, tonus musculaire faible

Ensemble de symptômes (SYNDROMES)
Aucun identifié à ce jour
Autre :

États de santé associés (*ASSOCIATED CONDITIONS*)
Aucun
Oui
Conduit auditif partiel
Bilatéral
Cholestéatome
Articulation IS fibreuse
Microsomia hémi-faciale / asymétrie faciale
Anomalies de la mâchoire et correction
Infection de l'oreille
PET's
L'élargissement des amygdales et des adénoïdes

Apnée du sommeil

À propos du Dr Joe Roberson

Au début de sa carrière, Dr Joseph B. Roberson, MD, a été directeur du programme d'otologie-neurologie du programme de chirurgie de la base du crâne à l'Université Stanford. Au cours de ses 10 années à l'université, il s'est concentré sur les tumeurs cérébrales et les implants cochléaires liés à l'audition, ainsi que sur un petit nombre de patients CAAM. Depuis 2004, il est directeur général du groupe médical California Ear Institute et de ses nombreuses entités médicales.

Dans les années 90, il restait encore beaucoup à faire pour améliorer le traitement de CAAM et la nécessité d'un centre d'excellence pour la maladie. Le Dr Roberson a commencé à se concentrer sur CAAM et a créé le Centre international de réparation et d'audience globale pour répondre à ce besoin et se concentrer sur cette maladie dans le but d'améliorer les résultats.

En 2002, le Dr Roberson et son épouse ont lancé la fondation Let Them Hear, une organisation chrétienne à but non lucratif qui aide à traiter la surdité chez les enfants et les adultes. Depuis lors, la fondation a aidé à mettre en place de nombreux programmes d'implants cochléaires à travers le monde, y compris la formation de chirurgiens et de personnel. Plus de 100 chirurgiens ont été formés dans le cadre de ce programme, tandis que le Dr Roberson a réalisé personnellement plus de 100 implants cochléaires sur des sites internationaux. Grâce aux programmes lancés par LTHF, plus de 5 000 enfants sourds du monde entier ont reçu le don de l'ouïe grâce à un implant cochléaire.

À l'heure actuelle, le Dr Roberson se concentre principalement sur les soins chirurgicaux des enfants et des adultes atteints de CAAM. Il a traité plus de 3000 patients de plus de 55 pays du monde entier. Il s'occupe toujours de nombreux patients atteints d'une grande variété de troubles liés aux oreilles et au crâne.

Une note personnelle du Dr Roberson

J'aime les problèmes difficiles, surtout s'ils impliquent une situation en salle d'opération et qu'ils traitent des problèmes auxquels les enfants sont confrontés - et encore plus si d'autres ne le font pas bien et qu'il est possible d'améliorer les résultats. À mon avis, la correction chirurgicale de CAAM est le défi le plus difficile à relever pour les chirurgiens de l'oreille. En fait, il est si difficile que de nombreux chirurgiens de l'oreille ne recommandent même pas la chirurgie.

Au début de ma carrière (en plus de la CAAM), je me suis concentré sur l'affinement du processus d'implantation cochléaire et de la chirurgie pour un type de tumeur cérébrale appelé neurome acoustique (schwannome vestibulaire), tout en occupant le poste de directeur du département Otologie-Neurologie et du Programme de chirurgie de la base du crâne à l'Université de Stanford. J'ai eu le plaisir d'enseigner à de jeunes chirurgiens stagiaires pendant un peu moins de dix ans au sein de mon université et j'ai continué à former des chirurgiens ici au CEI qui ont achevé leur formation préalable dans le cadre de nombreux programmes de formation prestigieuse en oto-rhino-laryngologie. À l'approche de l'an 2000, j'ai été de plus en plus attiré par la CAAM. Je pense, en partie, que cela est dû au fait que des techniques chirurgicales améliorées ont été développées avec succès pour chacun des domaines de mon activité initiale et qu'elles peuvent maintenant être traitées avec d'excellents résultats que de nombreux chirurgiens sont capables de fournir. Je souhaitais obtenir les mêmes excellents résultats pour la CAAM et développer les procédures permettant de rendre cela possible.

Nous aimons penser que nous avons joué un rôle dans l'évolution globale du développement du traitement de nombreuses affections pour lesquelles je me suis spécialisé au début de ma carrière. Par exemple, par l'intermédiaire de la fondation Let Them Hear, de nombreux programmes d'implant cochléaire ont été mis en place à l'international, où les chirurgiens locaux et le personnel des sites internationaux peuvent recevoir une formation pour traiter certains types de surdité. La fondation a contribué à diffuser le savoir-faire nécessaire à l'implantation de ces dispositifs miraculeux permettant de traiter la surdité chez les enfants et les adultes. Nous avons eu le privilège et nous continuons d'avoir la possibilité d'entendre à la fois directement et indirectement des milliers d'enfants sourds (voir www.lethemhear.org pour plus d'informations). Un autre livre que j'ai écrit détaille les décisions d'un parent dans le traitement de la surdité neuro-sensorielle à l'aide d'implants cochléaires et résume de nombreux domaines dans lesquels j'ai participé au développement de cette période de ma carrière *Écoutez pour la vie: le guide du docteur Joe sur la perte auditive de votre enfant* . Une troisième publication traite de récits miraculeux et remarquables issus de nos activités dans le cadre du projet LTHF (en anglais). *Laissez-les entendre: l'expérience joyeuse d'un chirurgien des oreilles en permettant aux gens d'entendre pour la première fois*.

Au début des années 2000, je me suis concentré davantage sur le traitement de la CAAM, dans l'espoir d'obtenir les mêmes résultats et d'avancer dans le traitement chirurgical. Je me rends maintenant dans plusieurs pays internationaux chaque année pour organiser des conférences à l'intention des parents et des enfants touchés par la CAAM. En 2003, j'ai fondé le groupe médical California Ear Institute, qui a développé CEI, fondé à l'origine en 1968. Entrer dans un environnement de soins de santé non affilié à une université a permis un meilleur développement et une focalisation sur la CAAM et son traitement. Depuis 2004, lorsque le CEI et ses entités associées sont devenus une organisation distincte, j'ai eu le privilège d'opérer des patients de plus de 55 pays atteints de cette maladie.

La CAAM est rare, ce qui signifie que peu de médecins ont une expérience significative de son traitement. Cela nous amène aussi à quelque chose que nous voyons beaucoup trop souvent: des médecins qui pensent bien (mais qui ne connaissent pas grand-chose à la CAAM) donnent souvent des conseils trompeurs ou erronés aux parents. Bien sûr, ils ne veulent pas nuire, mais les parents doivent éviter l'erreur de penser que tous les conseils d'un médecin sont corrects. Depuis que vous lisez ce livre, vous avez déjà commencé le processus d'obtention d'informations précises et à jour - bon travail!

La nécessité d'un centre d'excellence pour la CAAM était évidente, car les résultats que nous avons constatés dans le traitement de la CAAM dans les années 90 devaient être améliorés. C'était un défi que j'ai accepté. Avoir un centre capable de mettre à disposition tous les aspects du traitement est la meilleure façon, à ma connaissance, de se concentrer sur des solutions nouvelles et innovantes, ce que nous sommes fiers d'avoir accompli au cours des deux dernières décennies. Nos médecins constatent un volume important de cette maladie et peuvent collaborer librement pour optimiser les résultats. Comme vous l'avez lu dans ce livre, plusieurs disciplines sont nécessaires pour évaluer et traiter cette maladie. Toutes ces personnes sont réunies sous un même toit au Centre international de réparation pour atrésie et microtie du groupe médical CEI. J'espère que vous pourrez les rencontrer, ils sont incroyables. Je dois beaucoup au personnel, aux prestataires de soins, aux médecins et aux chirurgiens du CEI Médical Group qui travaillent avec diligence pour faire progresser cet art et cette science! Nous croyons qu'il n'y a pas de plus grand honneur, appel, responsabilité ou privilège que de se voir confier la garde d'enfants atteints de CAAM - et peut-être de votre propre enfant. C'est le plus grand compliment que vous puissiez nous faire, et nous sommes extrêmement reconnaissants pour cette confiance.

À propos du Dr Joe Roberson

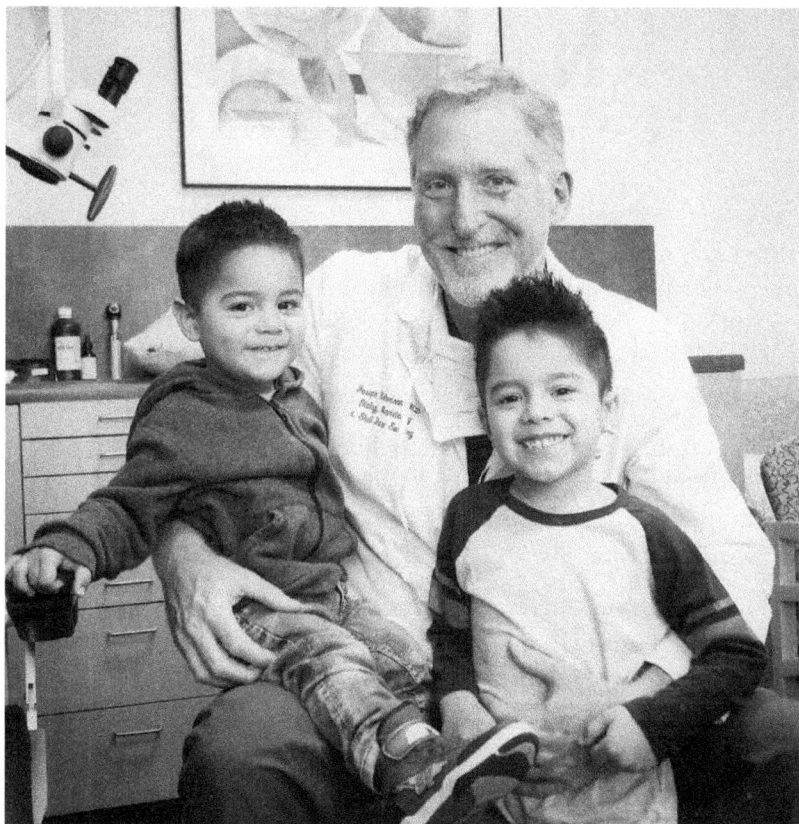

Notes De Fin

[1] Roberson, J. B., Reinisch, J., Colen, T. Y., & Lewin, S. (2009). Atresia repair before microtia reconstruction: comparison of early with standard surgical timing. *Otology & Neurotology : Official Publication of the American Otological Society, American Neurotology Society [and] European Academy of Otology and Neurotology, 30*(6), 771–776.

[2] Kaplan, A. B., Kozin, E. D., Remenschneider, A., Eftekhari, K., Jung, D. H., Polley, D. B., & Lee, D. J. (2016). Amblyaudia: Review of Pathophysiology, Clinical Presentation, and Treatment of a New Diagnosis. *Ymhn, 154*(2), 247–255.

[3] Lieu, J. E. C., Tye-Murray, N., Karzon, R. K., & Piccirillo, J. F. (2010). Unilateral Hearing Loss Is Associated With Worse Speech-Language Scores in Children. *Pediatrics, 125*(6), e1348–e1355.

[4] Roberson, J. B., Jr, Goldsztein, H., Balaker, A., Schendel, S. A., & Reinisch, J. F. (2013). International Journal of Pediatric Otorhinolaryngology. *International Journal of Pediatric Otorhinolaryngology, 77*(9), 1551–1554.

[5] R.A. Jahrsdoerfer, J.W. Yeakley, E.A. Aguilar, R.R. Cole, L.C. Gray, Grading system for the selection of patients with congenital aural atresia, Am. J. Otol. 13 (1992) 6–12.

[6] Goldsztein, H., & Roberson, J. B. (2013). Anatomical Facial Nerve Findings in 209 Consecutive Atresia Cases. *Otolaryngology--Head and Neck Surgery : Official Journal of American Academy of Otolaryngology-Head and Neck Surgery*, 1–5.

[7] Goldsztein, H., Ort, S., Roberson, J. B., Jr, & Reinisch, J. (2012). Scalp as split thickness skin graft donor site for congenital atresia repair. *The Laryngoscope*, pp. 1-3.

[8] Roberson, J. B. Combined Atresia Microtia (CAM) Repair – a new technique for reconstruction of form and function in congenital

atresia and microtia. In Press, Microtia Repair. Editors Reinisch J, Tahiri Y.

[9] Anthropomorphic growth study of the head. Cleft Palate Craniofac J, 1992 vol. 29(4) pp. 303-308.

[10] Service, G. J., & Roberson, J. B. (2010). Alternative placement of the floating mass transducer in implanting the MED-EL Vibrant Soundbridge. *Operative Techniques in Otolaryngology-Head and Neck Surgery, 21*(3), 194–196.

[11] Balaker, A. E., Roberson, J. B., & Goldsztein, H. (2014). Fibrous Incudostapedial Joint in Congenital Aural Atresia. *Otolaryngology-- Head and Neck Surgery : Official Journal of American Academy of Otolaryngology-Head and Neck Surgery.*

www.ingramcontent.com/pod-product-compliance
Lightning Source LLC
Chambersburg PA
CBHW071539200326
41519CB00021BB/6543